簡簡單單做瑜伽

「邱素貞瑜伽天地」的美體養生法

陳玉芬 著

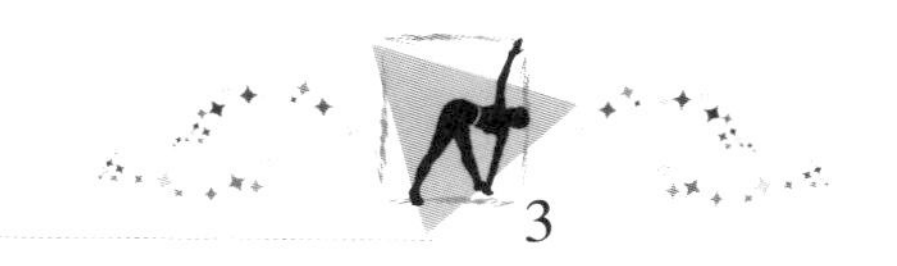

自序

一般人對瑜伽的養生健美法總覺得它涵蓋著一層神秘的面紗，總認為它是一種充滿宗教色彩，及帶著許多禁忌的一種古老健身法。也因此很多人知道瑜伽對身體是有好處的，但卻敬而遠之，不敢加入練習。基於此，吾人願以教學多年之經驗，親自執筆，來揭開這層神秘面紗，也希望將豐碩的教學成果與讀者分享。

在教學的16年生涯中，最大的收獲及成就，就是聽到數不盡的學員見證，他們均受惠於瑜伽，從瑜伽中找到了健康、活力、青春與自信，瑜伽帶給我及學員的影響和幫助是難以用筆墨來形容。在此真誠希望還未加入練習的朋友趕快身體力行，自行來體會瑜伽的輕盈與健康感受。

瑜伽健身術發展至今，既不神秘、亦不困難，而且瑜伽它確確實實是一種很徹底又有效的美體養生方法。

練習瑜伽並不需要特別的天賦和環境，亦不受年齡限制，隨時隨地，任何人都可以從事瑜伽的練習。不要把瑜伽想得太艱深，只要不斷地反覆練習，並試著用您的身體去感覺它，藉著各種動作反覆施行，使身體的每一個部分都能活動到。本書共收集了60多種動作，每個動作，又以正確顯明的「分解動作」使您容易學習，希望您循序耐心的練習。熟練後，您便會發覺，整個人如脫胎換骨般與以往的您截然不同，不僅容光煥發亦能預防疾病，改善體型，更能使人具備有強健體質、使身心融合協調，獲得紓解和放鬆及擁有優美的外型，使您對自己充滿信心與愉悅。這麼多的好處想不想試試看呢？讓我們現在就開始練習瑜伽吧！

Sydney Australia 3, 5 1998

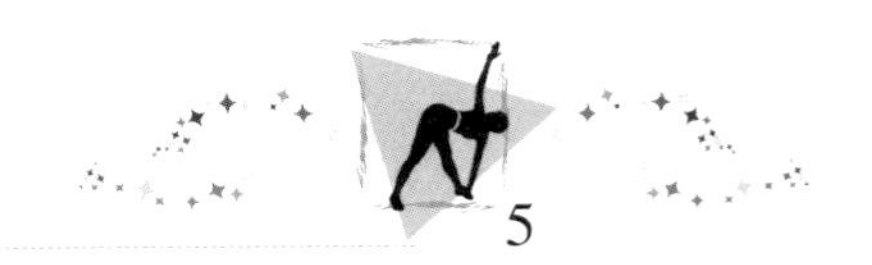

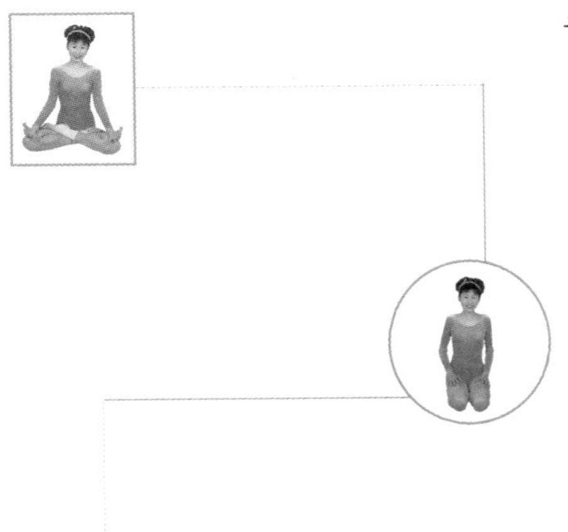

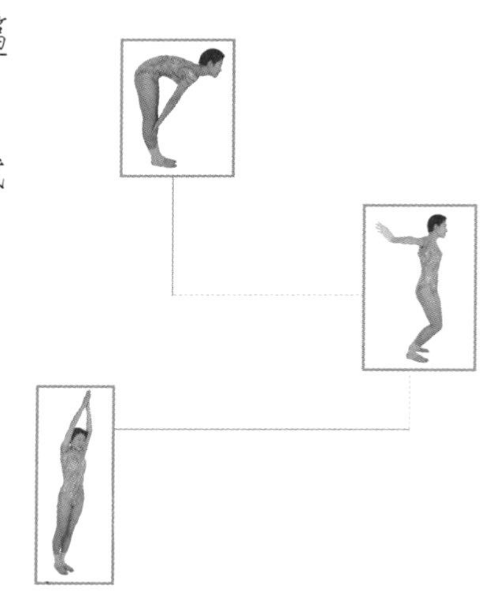

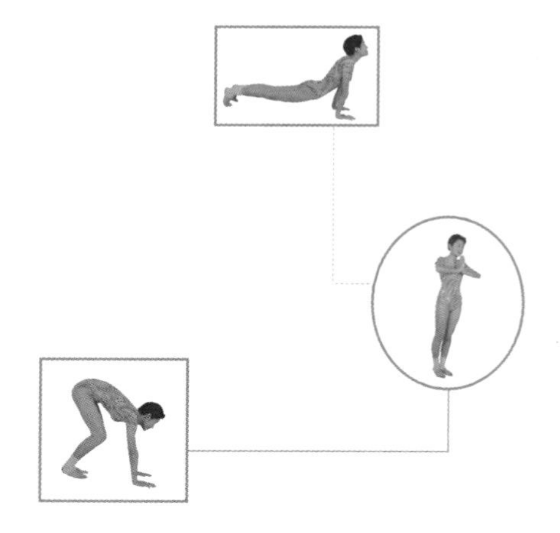

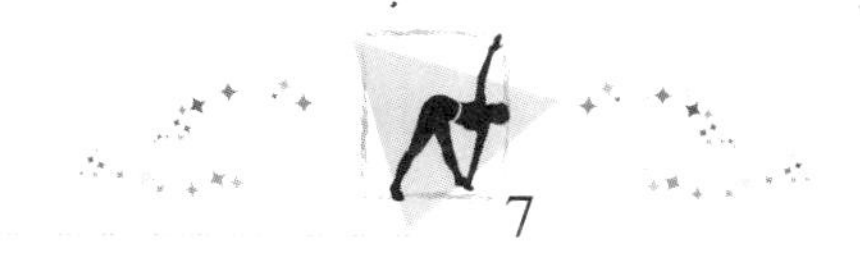

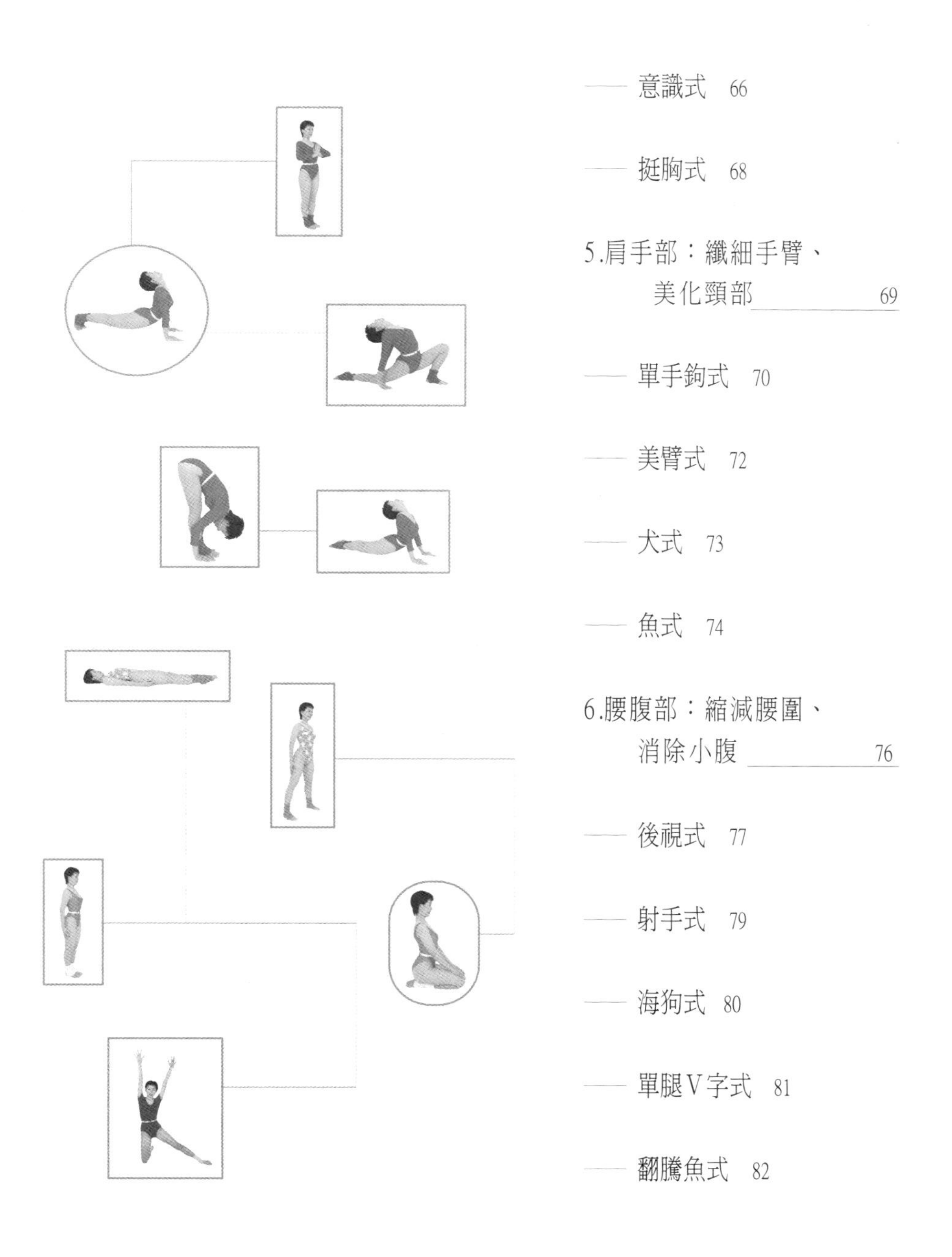

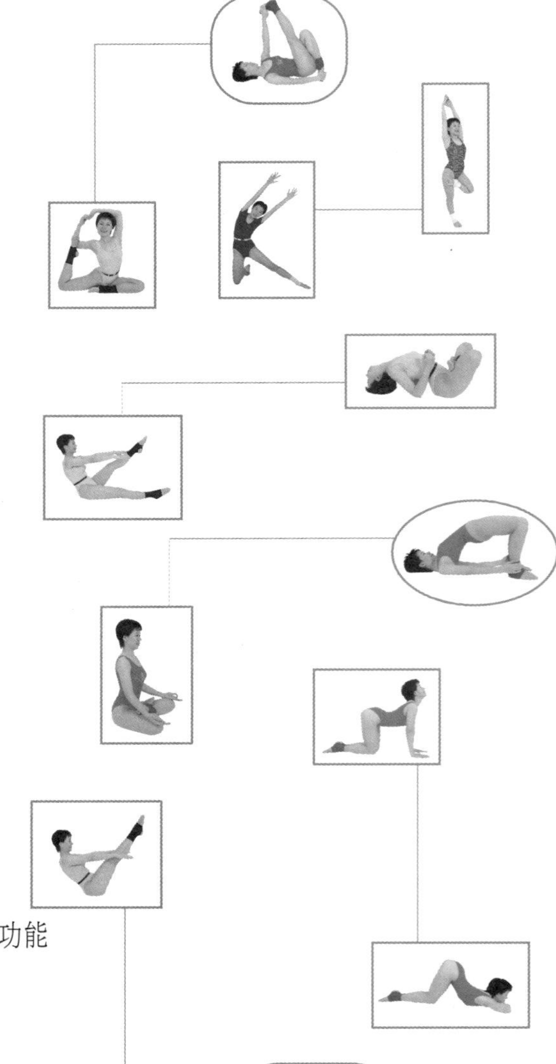

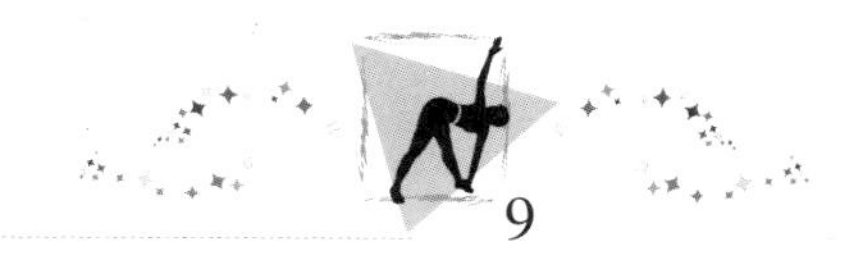

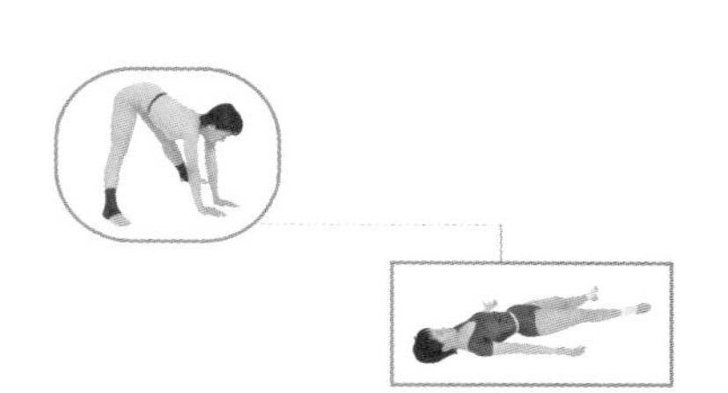

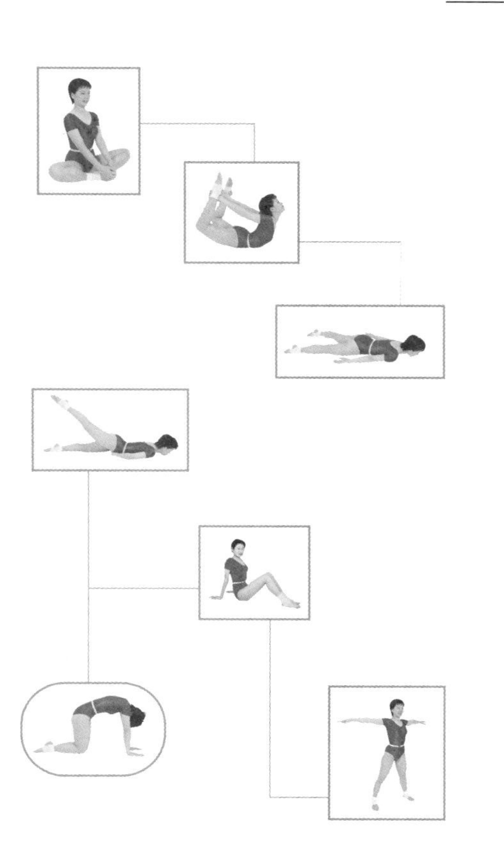

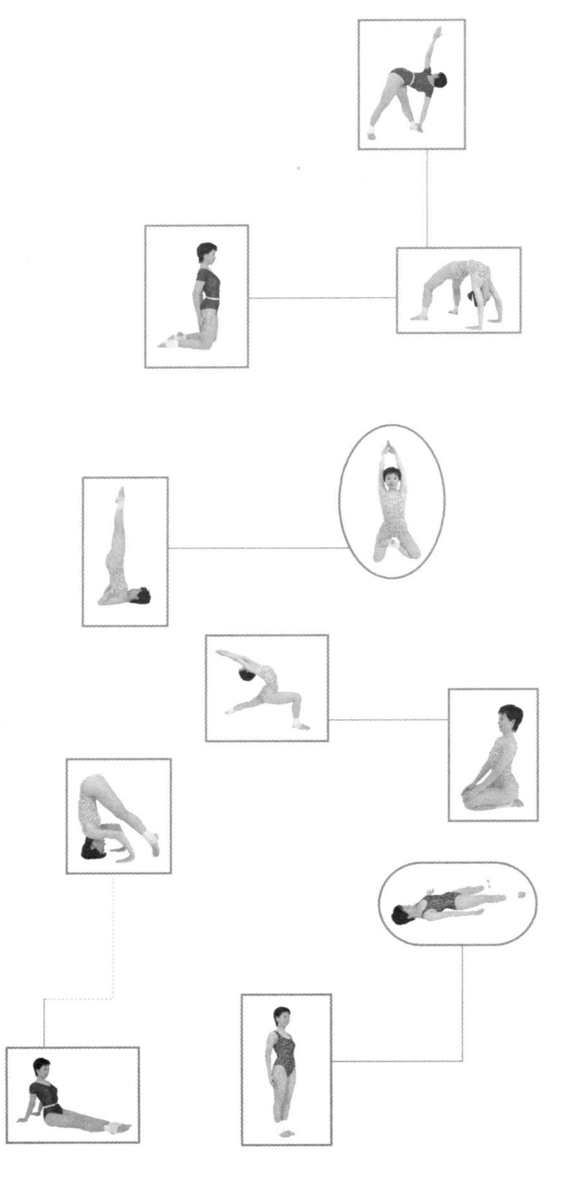

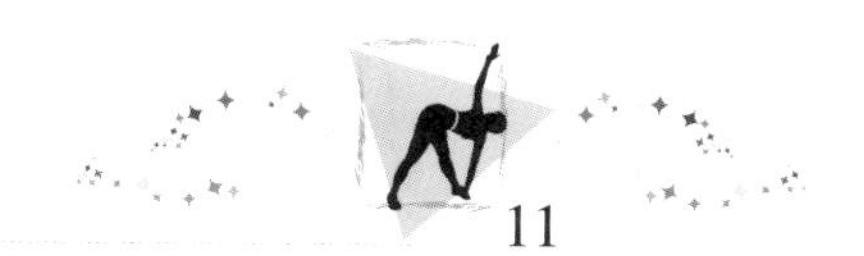

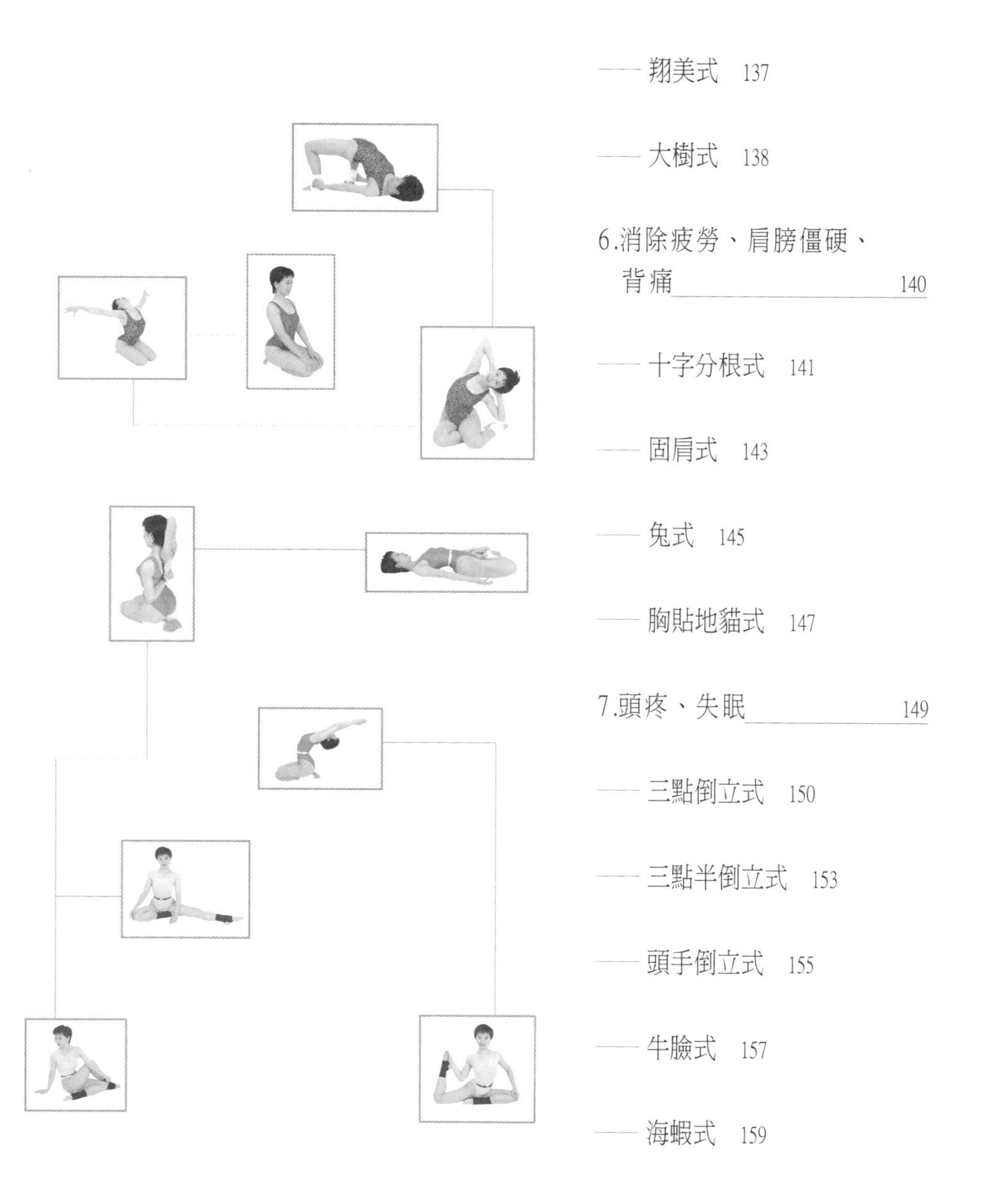

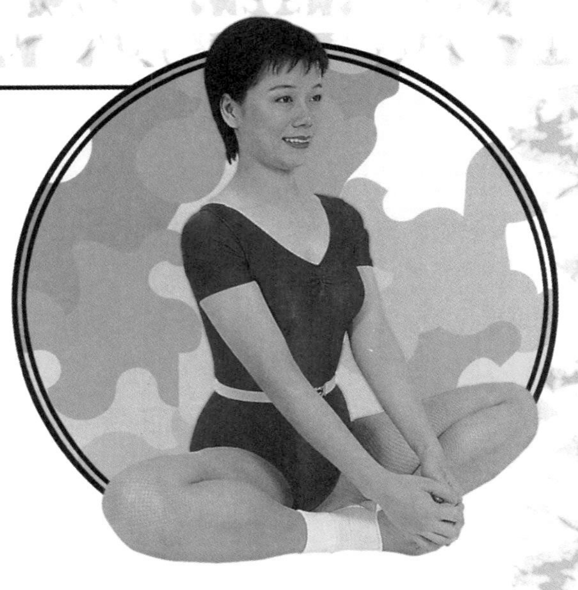

前言

——美體養生做瑜伽

瑜伽是老少皆知的一種古老美體養生術，對沒有深入認識瑜伽的朋友來說，可能對它的印象是既神秘又好奇。並且對它帶給人們健康與美體的效益，都帶著懷疑的眼光在看待它。同時人們也常將瑜伽與宗教、修行、禁忌等等畫上等號。其實以現今科技發達的時代，瑜伽經過五千多年來的演變與開發，為適應現今高科技時代，並不再那麼神秘與深奧。我們已將瑜伽生活化、普及化來適應現今一切求快速簡便新新人類的新生活方式。

在此也希望還在瑜伽門外徘徊不定的人，能加入瑜伽美體養生術的練習來改善您生活所引起的各種壓力、情緒與保持您青春、美麗的外表及強化您的健康，我們努力推廣瑜伽，希望將瑜伽生活化，使您學來輕鬆、簡易、又有效。更希望大家也能將瑜伽生活化。瑜伽是一種合乎自然之道的生活方式，它的好處是難以言傳只能意會，必須親身經驗及體會。有如寒冬飲水，冷暖自知。瑜伽就是要教導我們親自藉著身體、心智、靈性、呼吸與感受的鍛練來認識自己，走向健康、永恆、美麗、喜悅的道路。

瑜伽的姿勢，能讓全身肌肉結構，都活動到，使其逐漸靈活，並同時直接刺激全身腺體，能使多種腺體的分泌作用趨於平衡，是一種很完整的美體健身運動。其姿勢包括了各種扭轉或彎曲。通常每做一個姿勢，要停留一段時間，在這段停留時間使腺體加以壓力。這樣便能強化這些腺體，讓分泌趨於正常。不同的

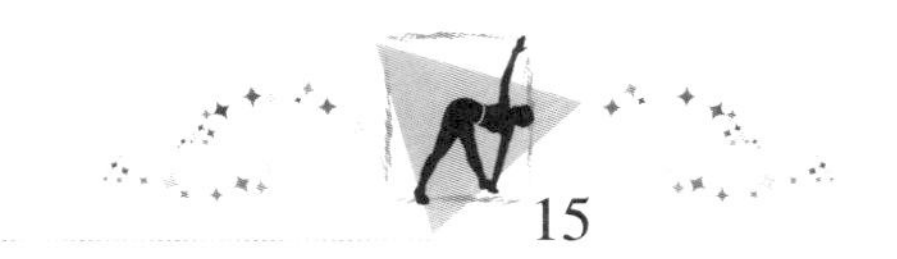

瑜伽姿勢能夠強化或調整不同腺體的分泌作用。同時在此停留片刻，用來按摩身體各腑臟器官，然後經過按摩之後，不但能促進血液循環，並且能增進新陳代謝作用，而使人體有生息再造的機會。因此；自尋和互進的內在調和，製造新的生理機能。對內有舒暢、通順之感，為最佳的養生之方式。對外有助皮膚之保養及身體曲線之雕塑再造美體之功效。

瑜伽除姿勢之外，配合呼吸法練習，亦可使我們的身心得到平衡與調和，進而提高身體各部分的功能。往往在一呼一吸的練習中，增加了抵抗力。加上姿勢應用不同方向達到前屈、後仰、扭轉的效果。當您練習這些不同姿勢時，您可感到肌肉筋骨的伸展，而達到脊椎的矯正。在脊椎矯正的過程中，您可以利用正確的呼吸法配合去傾聽到內臟、器官被按摩的騰動，及身軀被牽引、舒展雕塑之感受。同時去體會全身打通筋脈，促進血液循環，增強預防疾病的抵抗力。這麼多健康、美妙的感受，等著您親自來體驗及分享。難道您不覺怦然心動嗎？要健康要美麗可藉由瑜伽來掌握自己。

美體、養生、終生受益

美體、高齡並不難，然而健康更重要。我們知道；學瑜伽的好處及優點說起來令人難以置信。但久練者一定深有同感，越練越有心得，那怕早晚按時動一下、靜一下，由動生靜的配合呼吸應用進行，自然而然的變成習慣的以瑜伽來活動您的身體，使生活瑜伽化您將會深切感覺到受用無窮。

初學者，可先著重呼吸的練習，再與動作配合，筋骨硬做動作不需強求，開始練習時循序漸進，虛心練習，慢慢進步。依據經驗和統計，筋骨硬的人比身體柔軟的人，效果更顯著。原因是筋骨硬的人，離標準姿勢，需要一段時間的伸展過程，在這樣一點一滴的練習過程中，按摩內臟的效果更加顯著，而效果更是卓越。

瑜伽的練習對我們身心健康的確是比任何運動好上萬倍。不過有很多人卻難以果斷，參與與否舉棋不定。在此誠摯邀請您共享，親臨參與。相信；屆時您將會是瑜伽最好的代言人。我不能說做瑜伽會上癮，但一旦做了，我肯定您會繼續，因為；「瑜伽」您已感覺到青春的氣息。如此好的運動，又不因地制宜，隨時隨地、隨心所欲即可發揮。只要能持之以恆，健康、美麗非您莫屬。

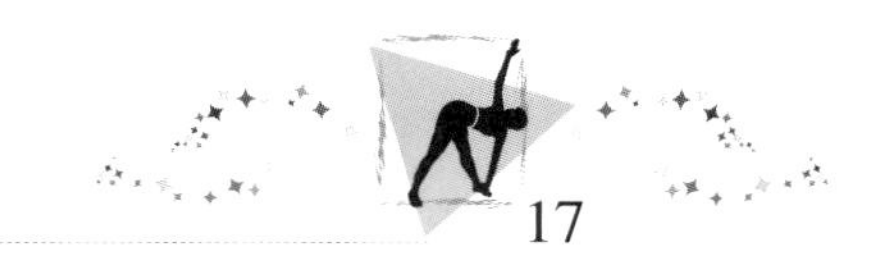

美體與養生的秘訣

瑜伽亦代表著聯合、統一、合乎邏輯的，不是神秘，不可思議的，它沒有年齡限制，不和人競爭，不和人比較，是一種個人的練習，它是一項古老的安全健身法，是實用的，如果您能根據「只要練習、便有益處」及「持續就是力量與健康」的原則，有恆不斷的練習，這樣就是保持美體與養生的秘訣。

練習之前：注意事項

1.練習瑜伽操前後一小時儘量避免進食，飯後兩小時內避免練習瑜伽，但因人而異，若有特殊體質及特殊身體狀況的人，則需視身體情況而論。

2.任何運動在練習之前，一定要以暖身操，作為熱身運動的方法，以避免發生運動傷害。練習瑜伽操也不例外。

3.練習瑜伽操時，心情應放輕鬆，且保持愉快的心情，且感覺自己很喜悅與安祥。

4.練習瑜伽時，精神要專注，動作要領和程序要按作法施行，並注意被伸展部位的感覺，及意識力集中於丹田或身體伸展到之處。

5.練習瑜伽時，應保持緩和，有規律而且較深的呼吸，以幫助身體儘量放鬆。

6.練習瑜伽不宜講話或大聲笑，不宜操之過急或勉強為之。

7.一個完整的瑜伽體位法應緩慢而平穩的施作，做完之後最好以攤屍式（大休息式）來緩和與放鬆您的身體。

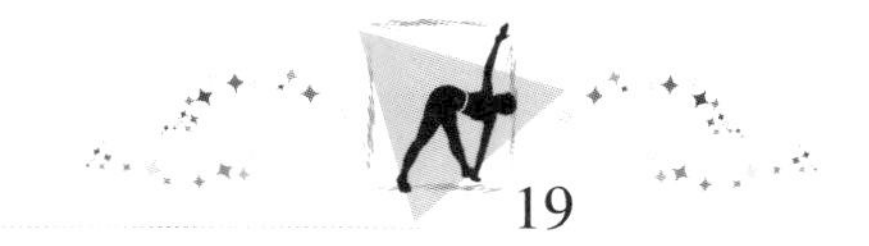

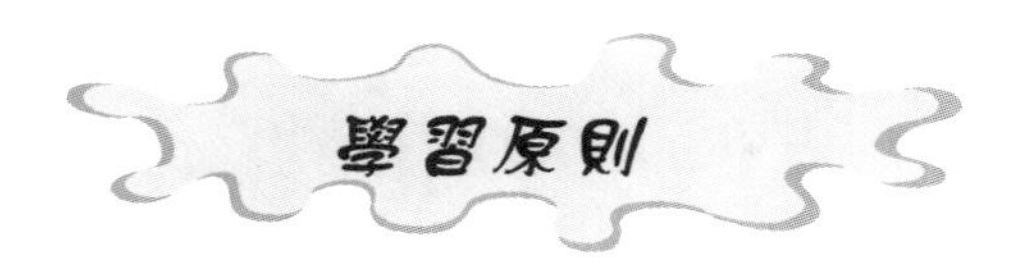

1.初學者，手忙腳亂、頭暈及全身酸痛是正常現象。

2.數次且持續的練習後，定能漸入佳境，享受瑜伽的樂趣。

3.學習過程不勉強，且勿操之過急。

4.施行動作，要緩慢而平穩。

5.不和他人比較，循序漸進，只要今天比昨天好。

6.用心學、勤快練、進步快、效果佳。

不要把瑜伽想得太艱深，只要你能不斷地反覆練習，就可以試著用你的身體去感覺它，瞭解瑜伽並不是三言兩語就懂了。

其實瑜伽的入門途徑就是活動你的肢體，藉著各種動作反覆施行，可按摩到體內各器官，使其機能再生。

學習瑜伽的過程，是一種漸進性的層次變化，每一階段所能領悟的層次與內涵都有所不同，初學者最容易對瑜伽產生各種疑問，但在練習了一段時間後，就能對瑜伽具信心，體會到更深層的感受，也就是說修練瑜伽的時間愈長，愈有恆心，

收獲也相對地越豐碩。

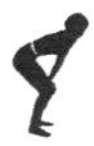

切記！只要今日比昨日好，即可！

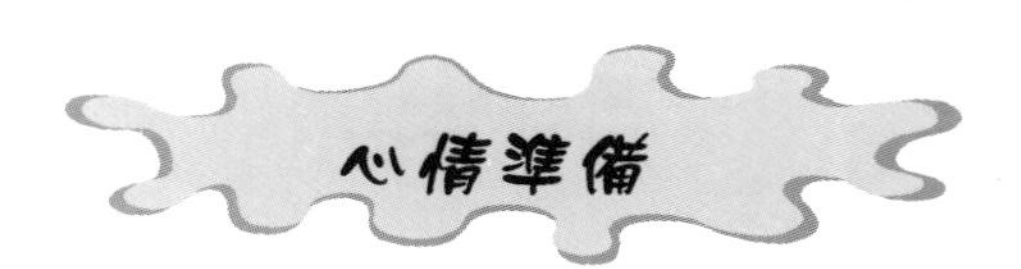

1.保持一顆愉悅，開朗之心來練習。

2.保持身心平靜，並感到內心很靜寂，調和安詳來練習。

3.保持呼吸以深、緩、慢的韻律來練習。

4.保持心平氣和、不急、不緩的喜悅心情來練習。

5.保持心神安定、全身柔軟的舒適感受來練習。

6.保持一顆自信的心不氣餒的來練習。

7.保持一顆勤快的心持之以恆的來練習。

練習瑜伽是一種可以很享受的養生健美運動，要如何能享受它，在此必須提醒大家，練習時可千萬別先問收獲，舉例要練多久才有效果？或擔心自己身體太僵硬無法練習，或年齡太大不適宜練習……等等這些問號與擔心，其實都是多餘的，學習與鍛鍊瑜伽沒有那麼困難，學習的秘訣只有「勤快」及「持之以恆」，相信把握這兩個秘訣，很快可達您要的目標與享受健康的感受。

只要保持寬鬆的情緒，愉快的精神，及以上7個重點的心情準備，您就可以開始換上寬鬆的衣服或運動服裝來進入瑜伽的領域中。

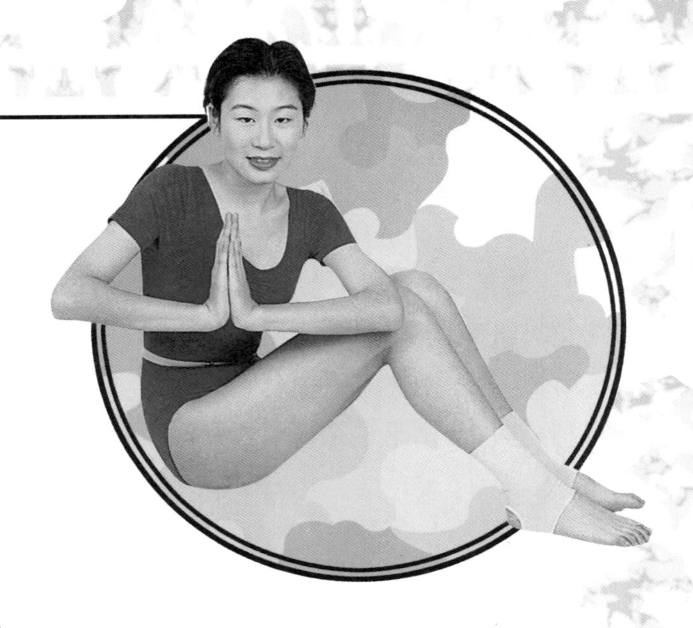

I 準備篇

1.呼吸法的練習

根據瑜伽的學理，在人的「姿勢」、「氣勢」、「意志」三者之中，如果能夠控制姿勢和氣勢，那麼意志自然形成，所謂「姿勢」就是身體的形勢，「氣勢」就是呼吸的狀況，換句話說，呼吸可以隨意改變人的精神構造，瑜伽練久了，能使您隨心所欲的發揮這種內在的神奇力量，因此瑜伽除了練習很多的體位，各種姿勢外，呼吸的練習也是重要的關鍵，現在就來解說呼吸之練習法。

丹田呼吸法

學習和掌握呼吸法的關鍵，在於意識力與呼吸的配合。首先應儘量摒除一切雜念，集中意識力在呼吸上。整個呼吸過程分三部分：吸氣、閉氣、吐氣。

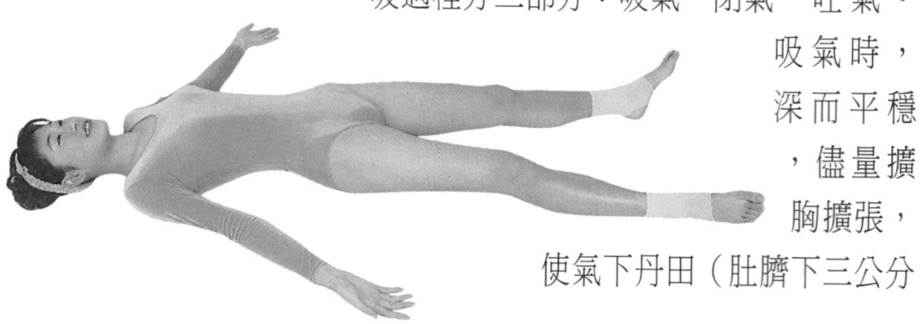

吸氣時，深而平穩，儘量擴胸擴張，使氣下丹田（肚臍下三公分

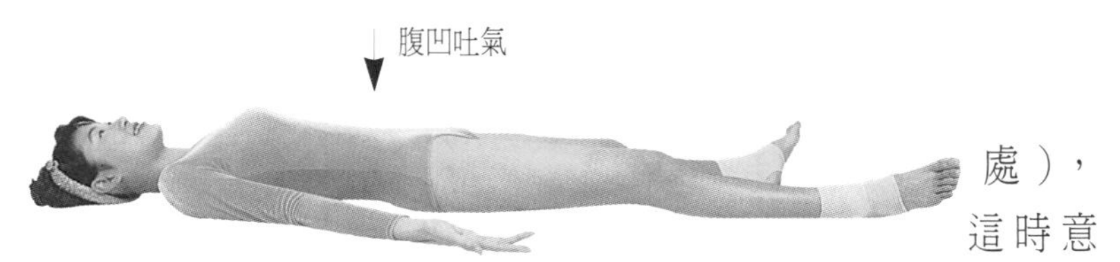

處），這時意識力隨著深吸氣，游走於胸腹，下注丹田。閉氣時，收縮胸肌、腹肌、臀肌以及肛閉肌，使整個腹壁堅硬，陰部及肛門上提，同時集中全部意識力在胸腹腔，此時胸腹腔內之氣體，受肌肉收縮的壓力及意識力的刺激，對內部臟器進行修正調理。吐氣時深而慢，集中意識力，自我感覺隨著氣體的排出，將心胸內的壓力、煩惱、憂鬱、疲勞等一切有害因素，逐漸清除出體外。

練習丹田呼吸法可採用平躺的攤屍式，吸氣時因氣下丹田處，腹腔內充滿氣，腹部是凸出的，吐氣，廢氣均排出，腹腔是凹縮的。

反覆經常的練習丹田呼吸法，要特別注意每個呼吸都要輕鬆自然，且緩慢，不要過度勉強止息、閉氣，否則容易產生頭昏的現象，或噁心的不適感，因此特別注意呼吸的練習要輕鬆自然，及保持順暢。

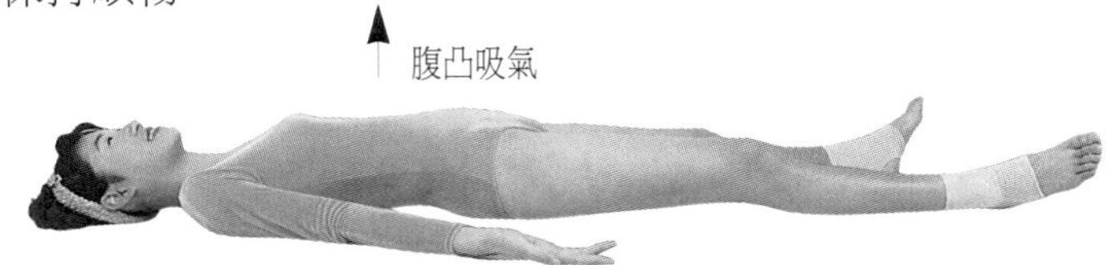

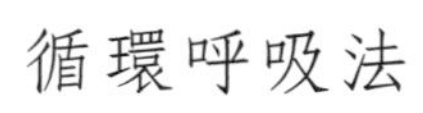

循環呼吸法

循環呼吸法，亦名輪迴交替呼吸法，從名稱上我們即可得知，是一種循環，連接交替的呼吸方式來練習它，此呼吸法的練習，不管您站著或是坐著都可隨時隨地就地練習。

首先用（手）拇指及無名指、小指分別按壓在鼻孔左右側處，食指及中指置臉印堂處，然後先將左邊鼻孔壓住，由右鼻孔吸氣，此時空氣進入身體下注

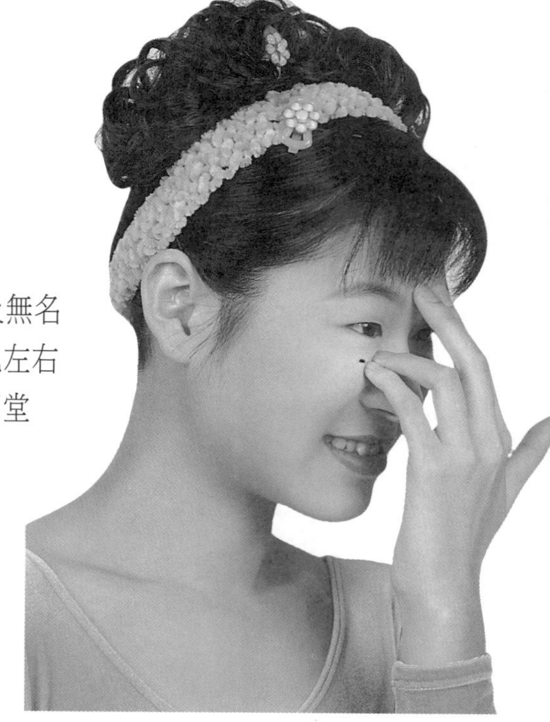

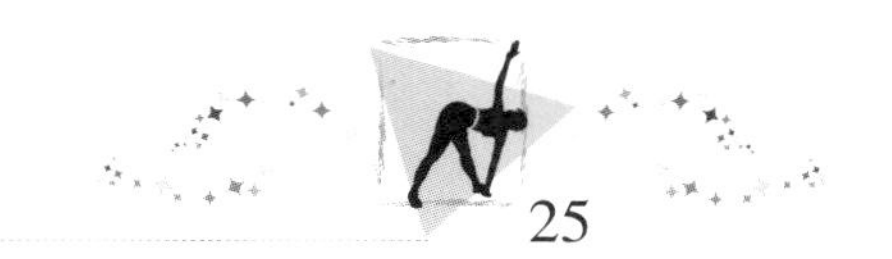

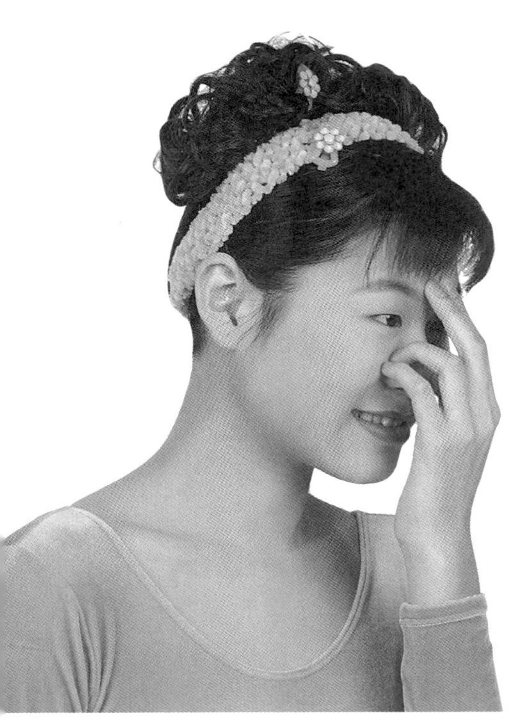

丹田，腹腔是凸出的，再將右鼻孔也壓住、止息，閉氣數秒（閉氣時間因人而異，無法閉氣很久者不必勉強），再換左鼻孔吐氣，在一吸一吐之間分別使用左右鼻孔

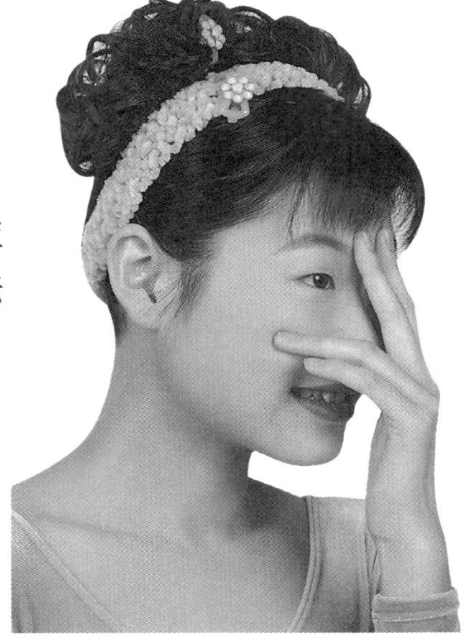

，如此可以暢通您的鼻腔，在此並請特別注意，練習以上瑜伽呼吸法時，通常呼氣要比吸氣長。

2.靜坐的功夫

現在社會存在著一股競爭的壓力，咄咄逼得人們為生活而無法喘息。每日忙碌的與煩惱、憂愁、焦急、緊張隔鄰而坐。在此種種憂鬱及壓力下過生活，不累積成疾才驚奇！

常在忙碌一整天下來，如果有人問您，下了班後您最想到什麼地方，我想最不必深思熟慮就是回家。家是最能給予我們安全、放鬆與信賴的地方。現在常會聽到休息是為了走更遠的路，因此人若想在精神和肉體上生存得更好，亦即身心融合自我調適達到放鬆的境界，那靜坐將會滿足您的需求。經常的以深呼吸來配合靜坐可提昇自己的靈氣，掌握自己的生命。想於現代的社會中生存得有價值、有尊嚴。就得比前人更能承受壓力與變化，意識堅強、頭腦清晰。也才有生存的空間，盡情發揮。因此靜坐是您所需要的。靜坐可使我們進入無心無體的境地，進而達到心神安定，精神氣爽之功效。

同時在我提倡「瑜伽生活化、生活瑜伽化」的理念下，我並不強調靜坐的深奧理論及修練佛學等等。只建議當您在練習瑜伽前可能會有心浮氣燥、精神不寧、無法寬心之感受，我們希望能以最舒適的坐姿來靜坐，配合緩慢的深呼吸，慢慢吸氣，緩緩吐氣，閉上雙眼內觀自己的心，感覺自己的呼吸，慢慢使心恬靜，

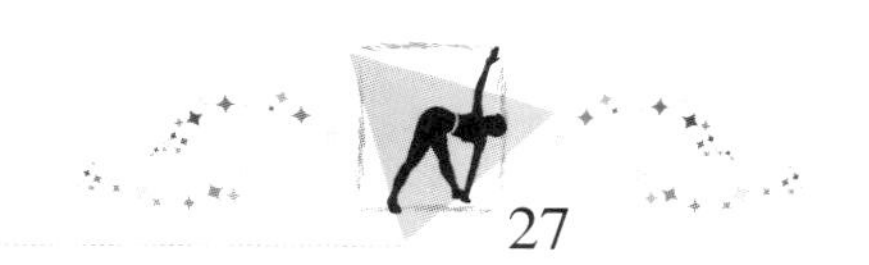

心理安定，靜坐數分鐘後，感到精神愉快，才進入瑜伽的領域中，更能使每個瑜伽動作，做起來更能發揮神奇力量與效果。同時靜坐是越坐越靜，也就是經常練習靜坐就越容易進入安靜的領域。越坐越靜，越靜越定，越定越能掌握自己的身體與心靈，如此一來，您靜坐的功夫可以肯定已是出神入化，在此恭喜。

在此介紹兩個瑜伽的基本坐姿：蓮花式、(半蓮花式)、及金剛坐式，希望您能經常的練習。

蓮花式

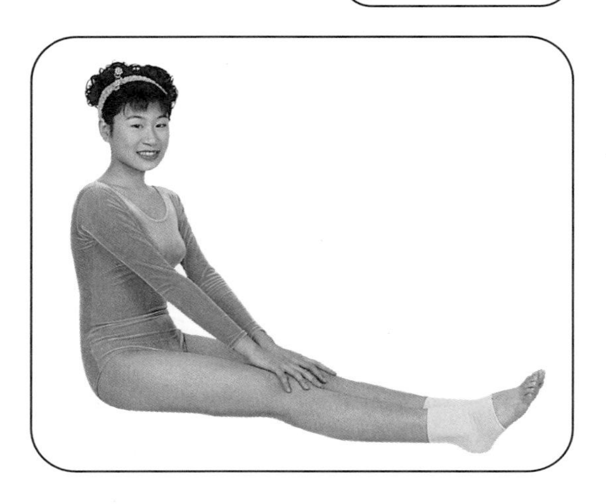

作法

1.坐正，兩腳並攏伸直。

2.彎曲左膝，將左腳背放在右大腿上。

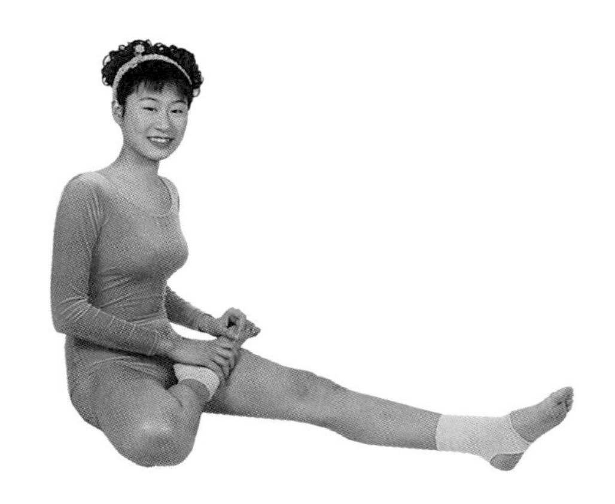

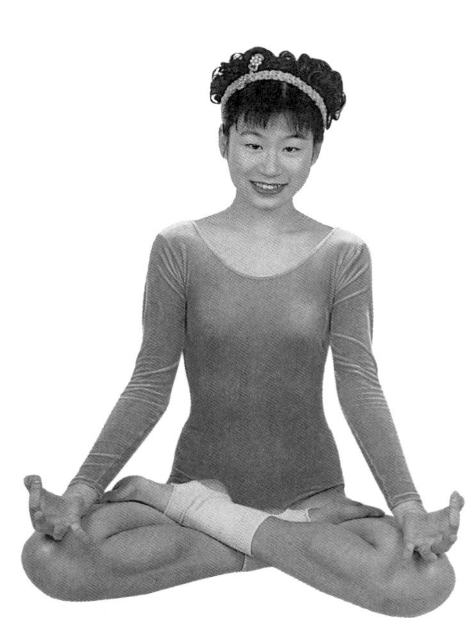

3.再彎曲右膝，將右腳背放在左大腿上。

4.兩膝儘量貼地，雙手放在兩膝蓋上，姆指和食指結成圓形，其他手指伸直。伸直背椎，放鬆兩肩和背部，做深呼吸。

5.還原，放鬆雙腿。

注意事項

開始練習時，若不能完全盤起雙腿，可先以半蓮坐來施行，假以時日必能做到。不可勉強行之。

半蓮花坐式

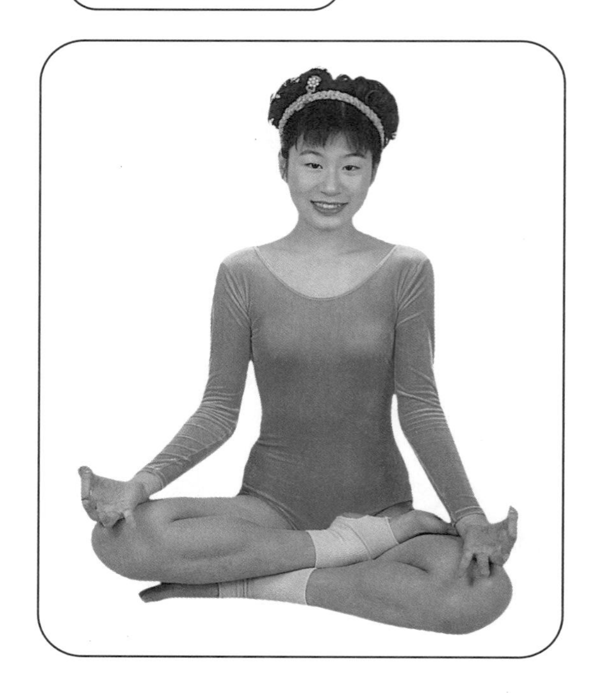

效果

配合呼吸的進行，可使精神和肉體達到統一與調和，可獲至心靈的安靜。蓮花坐式是瑜伽的基本坐姿，亦是靜坐的姿勢，常以此式靜坐，對身、心、靈有極大的幫助。

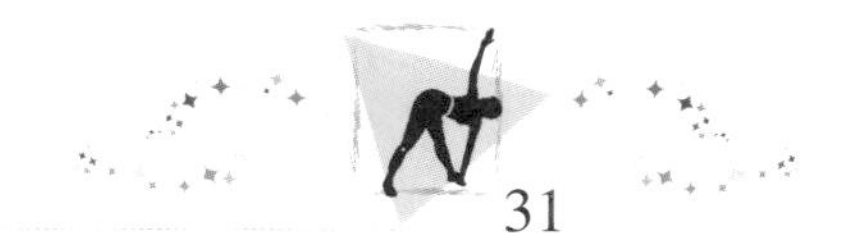

金剛式

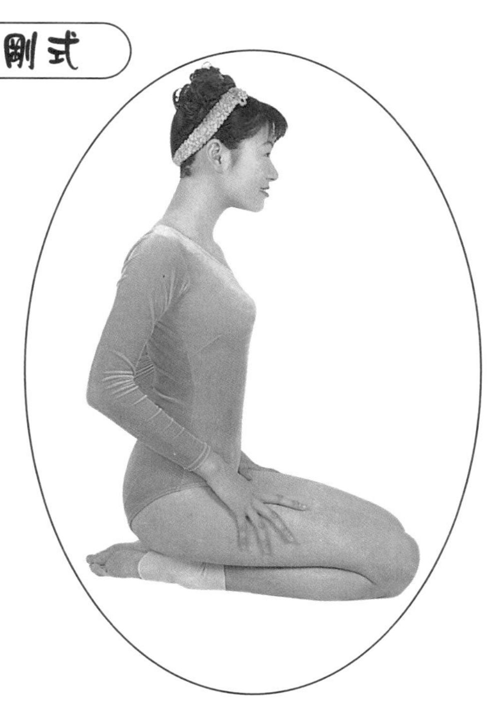

作法

1.臀部坐在後腳跟上，腰背挺直。

2.雙手置放大腿或膝上，雙肩不用力，靜坐，調息。

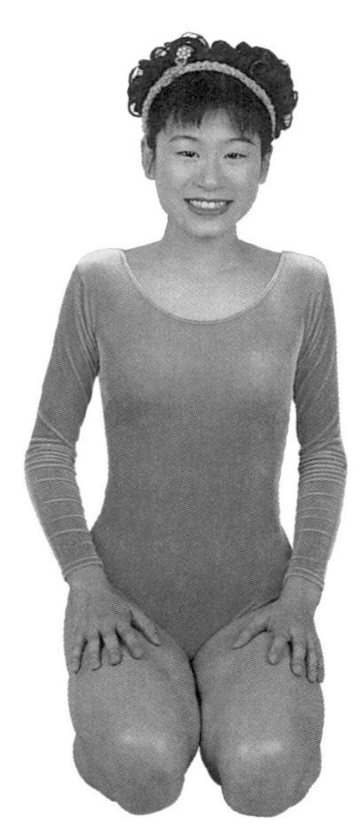

3.還原，放鬆雙腿。

注意事項

跪坐後，身體重量平均地放在兩腿上，頭、背脊儘量挺直，感覺上要使頭頂到尾椎骨全然連成一直線的樣子。

效果

若患有坐骨神經痛和腰痛的人，每天將這個姿勢做上二十分鐘，很有效果，飯後採取此一姿勢可以幫助消化，消除腸內廢氣。多多採用此式靜坐，配合呼吸法，亦可掌握您的情緒、解除疲勞、消除壓力與緊張。

3.攤屍式的放鬆

學習瑜伽除了呼吸以及動作之外，也要學會如何放鬆您的身體，攤屍式的放鬆從字面上的字義就能瞭解，就是讓我們的身體放鬆到如屍體一般的放鬆。但這個動作，並不是讓您像屍體般躺著就完成了。在這個姿勢當中，肢體仍要盡可能地舒張，且放鬆每一寸肌肉，如此才能解除緊張，獲得徹底的休息。

把手腳的肌肉放鬆以後，任其自然地平放兩側，仰面向上而躺，閉目凝神，以鼻子做深呼吸。隨著呼吸的節奏，將意識緩緩自太陽穴，移轉到眉心、唇、胸、背脊、腰、手、腳，接著這個順序，依次放鬆該部位的肌肉。這時，意識的流轉並非是刻意為之，而是在不知不覺中，自然地進行。您會感到身上的壓力，一寸一寸地消失，尤其是臉上的僵硬部分，也逐次地鬆弛下來，等到您逐漸忘記自己的存在，覺得與四周溶成一體時，那就是你已成功地完成這個姿勢。

人體不能始終處在緊張狀態，但一直鬆弛著也不好，練習這個姿勢，可以使您在極短的時間內消除肌肉、神經的緊張、減輕

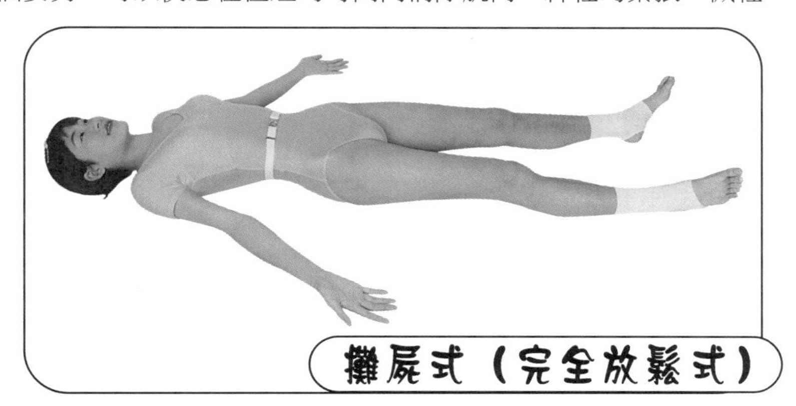

攤屍式（完全放鬆式）

疲勞、促進血液循環，而獲得充沛的精力。

作法

1.平躺在地上。

2.雙手微開，手心朝上放身體兩旁。

3.雙腿打開約30°左右，平放且放鬆，完全不用力。

4.行丹田呼吸法。

意識力

消除雜念，放鬆全身，從頭到腳，配合呼吸意念，並告訴自己由頭到腳放鬆或由腳到頭放鬆，一次比一次的呼吸更放鬆身體，當全身進入完全放鬆時，可想像自己躺在大草原中、或海上、或在空氣中漂浮放鬆以及想著身體很輕、很輕，隨風漂浮，很輕鬆，很放鬆。

4.熱身之暖身操

適度的運動是一件非常有益的事，但需謹守事先做暖身操的原則是一件重要的事，練習瑜伽與做任何運動相同一定要先做暖身操，等筋骨、肌肉有鬆散感，各關節靈活之後，再做各種姿勢，以避免肌肉抽筋或痙攣及其他運動傷害之發生，因此在此特別強調，熱身的暖身操是很重要的。先活動活動身體使四肢、身體產生輕鬆的感覺，血液循環開始慢慢活絡，肌肉和神經開始鬆弛，才開始進入瑜伽的領域。除了可避免運動傷害之外，更可使身體舒適柔軟、心平氣和、身心愉悅，所有動作做起來效果當然更能顯著。因此在練任何瑜伽姿勢之前一定要先施行暖身操。

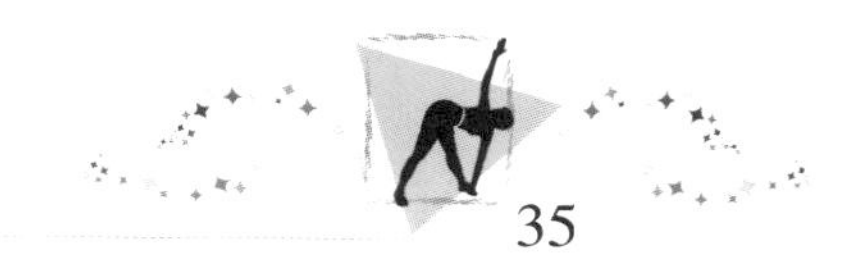

暖身操作法

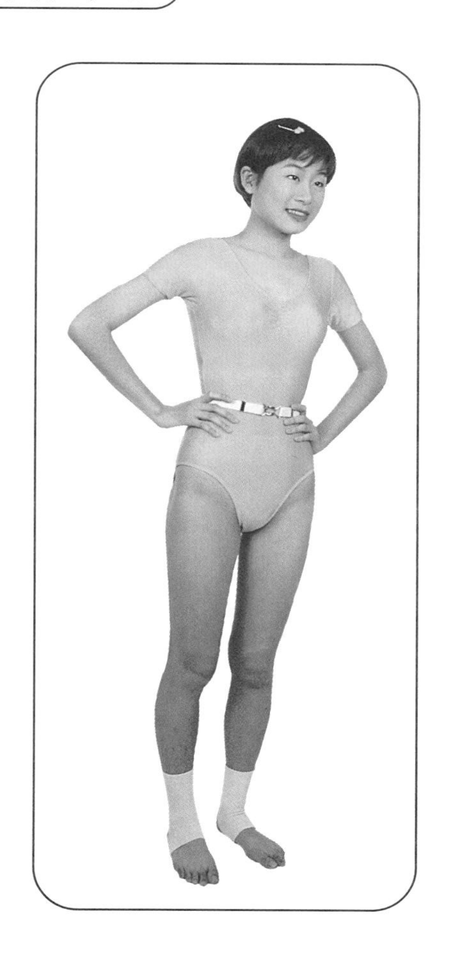

作法

1.站立，做深呼吸，
  腰背挺直。

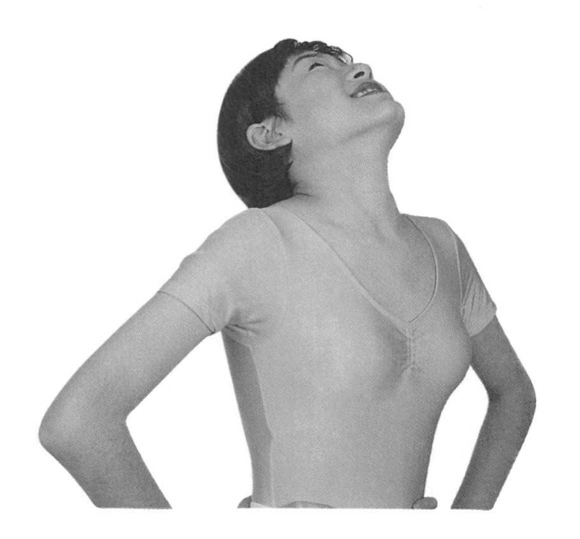

2.吸氣，頭上仰，

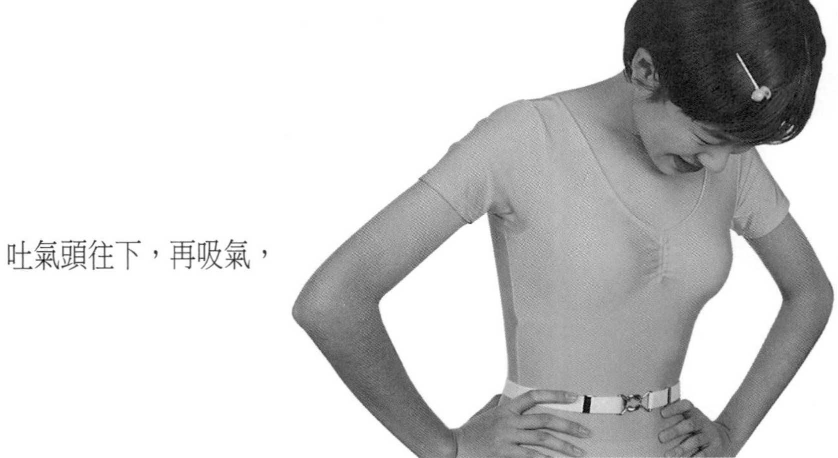

吐氣頭往下，再吸氣，

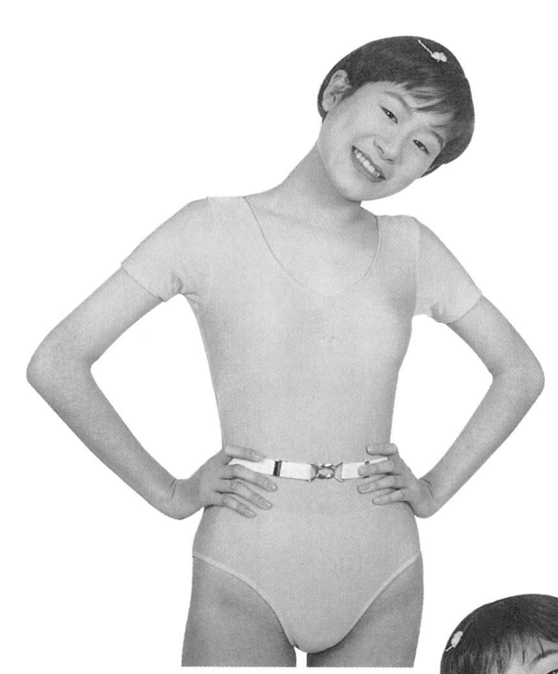

頭向左側，吐氣頭回中間，吸氣換向左側，吐氣頭回中間，前後左右各做三回。

3.頭部向左轉三圈，再換向右側轉三圈，可

柔軟頸部、消除肩頸僵硬。

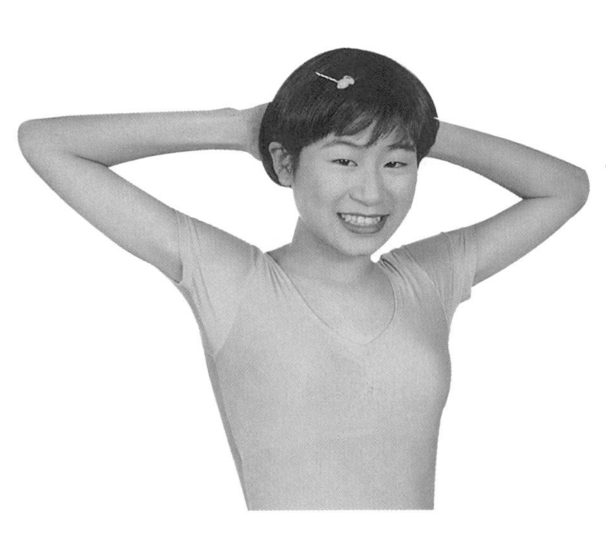

4.雙手抱頭，吸氣，身體向左側彎，吐氣身體回正，再吸氣身體向右側彎，吐 氣回正，

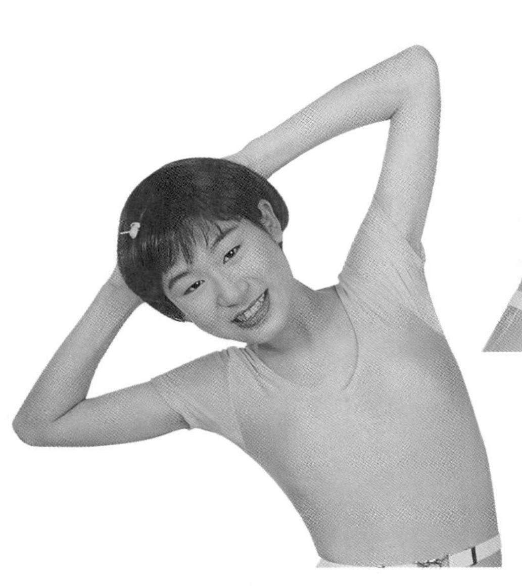

左右各做二回，
可使脅腹增加柔軟度及彈性。

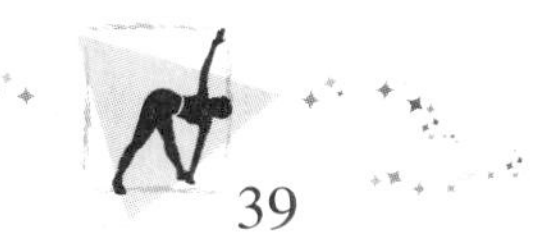

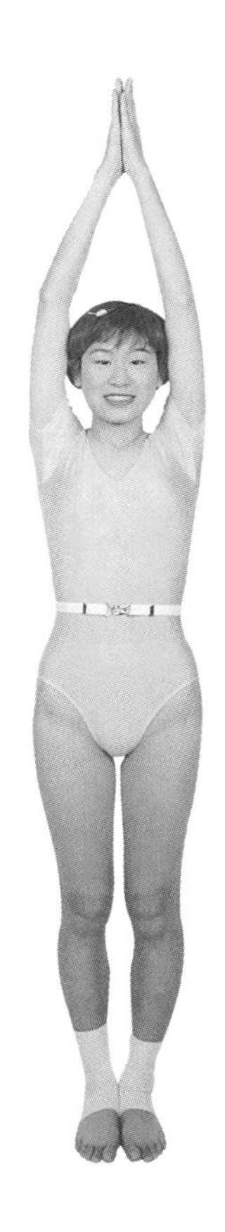

5.雙手互握伸直手肘，吸氣後仰，吐氣還原，吸氣前彎，吐氣還原，可活絡肩腰背，促進血液循環。

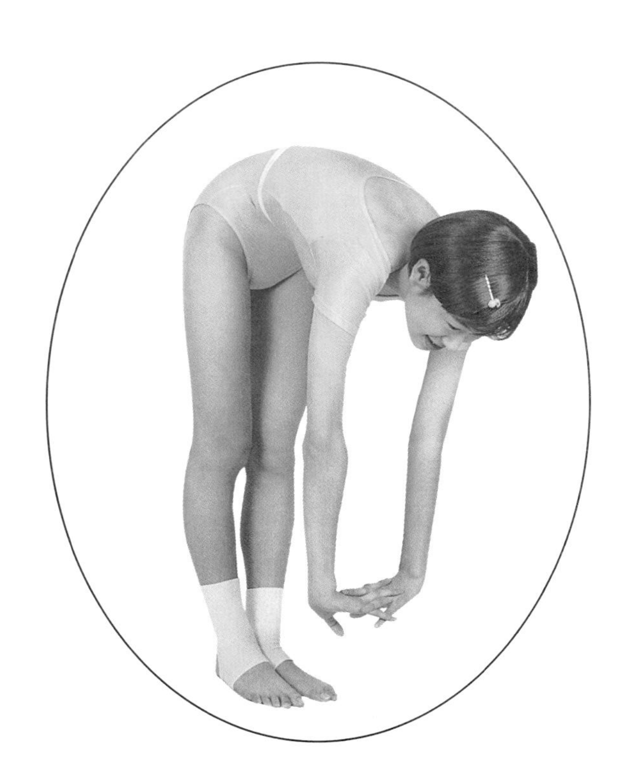

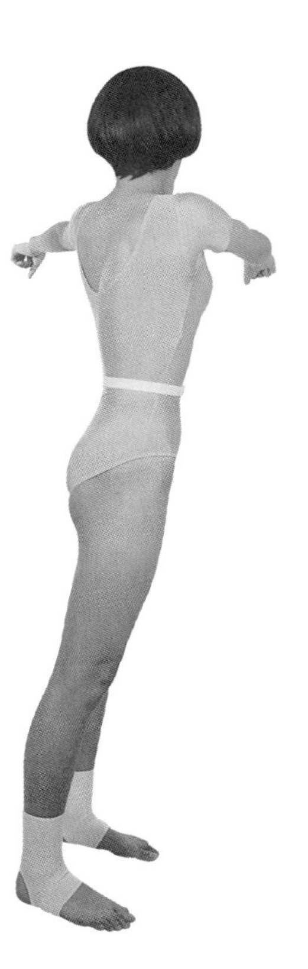

6.雙腳打開與肩同寬，吸氣，雙手平伸手握拳，吐氣向右側扭轉，吸氣回正，吐氣向左側扭轉，連續左右各做五回，可增加腰部以上身體之彈性及靈活性並可暖熱身體。

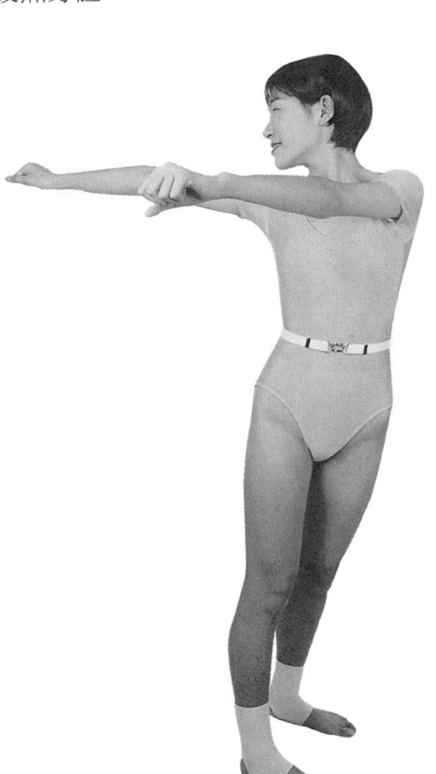

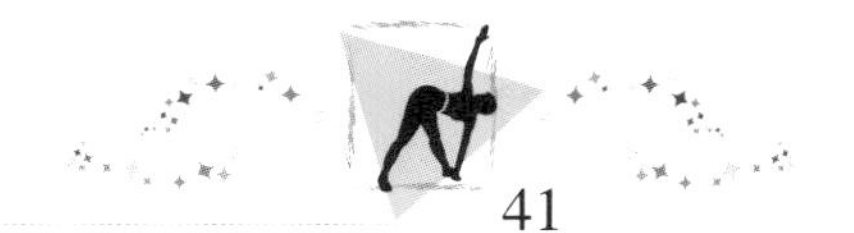

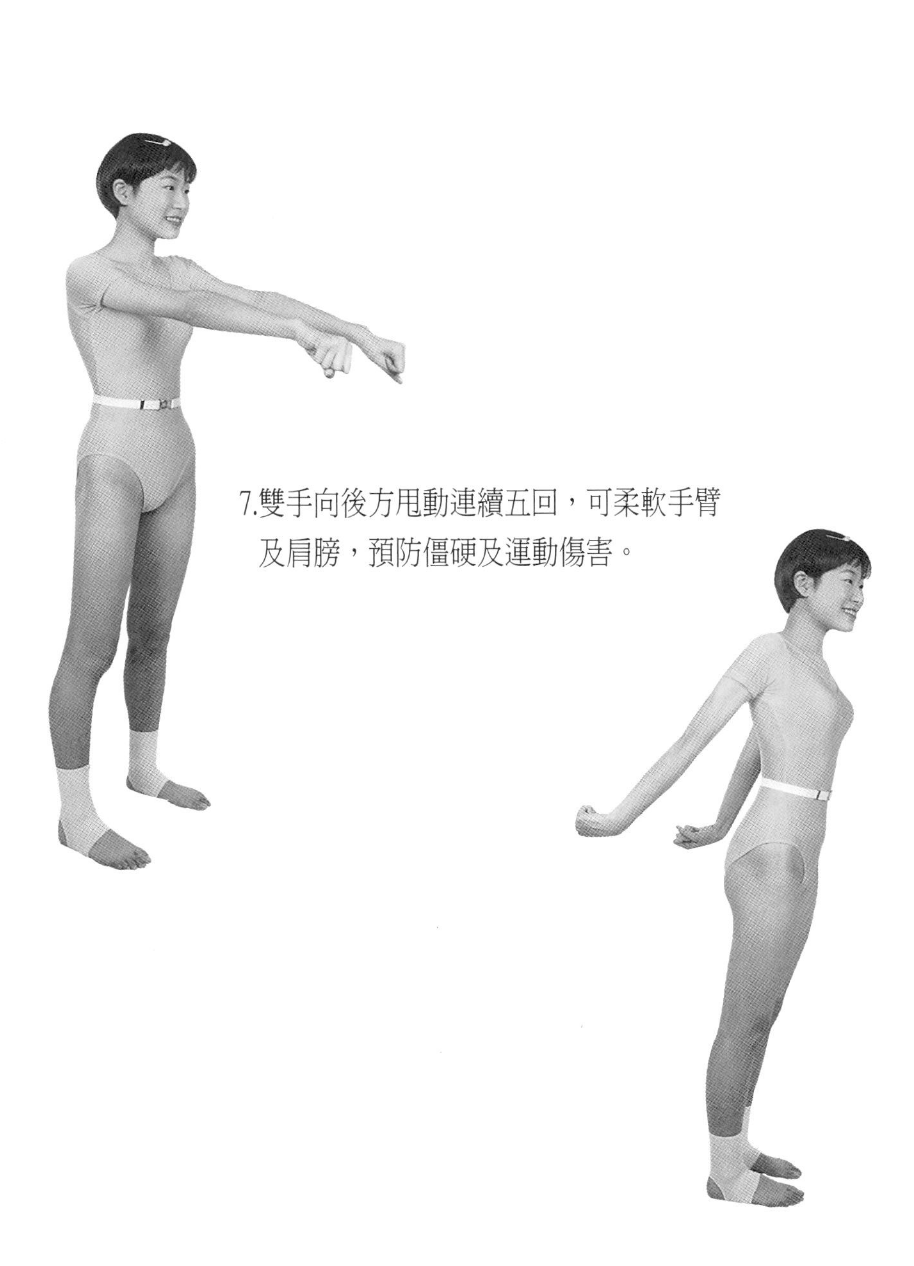

7.雙手向後方甩動連續五回，可柔軟手臂及肩膀，預防僵硬及運動傷害。

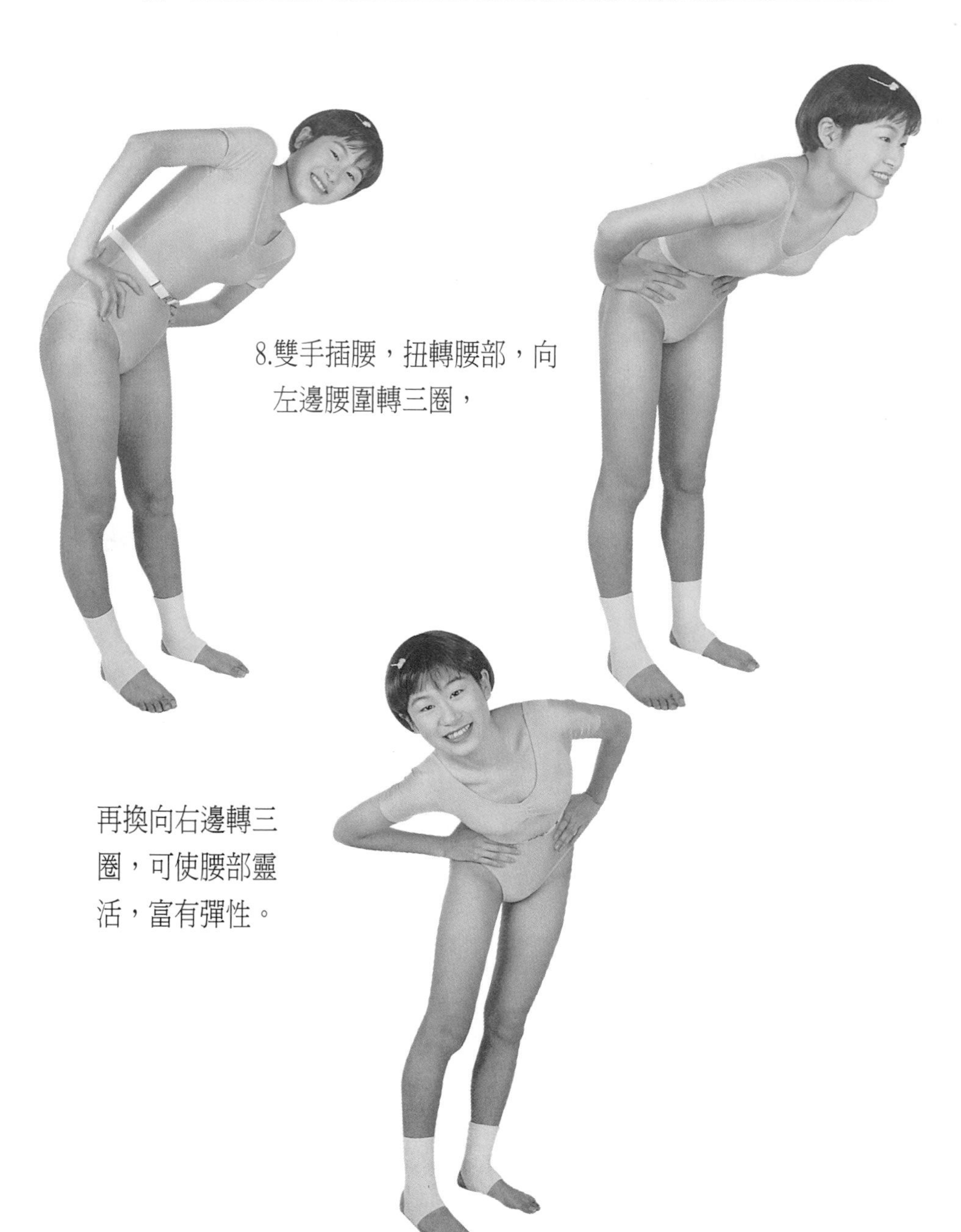

8.雙手插腰，扭轉腰部，向左邊腰圍轉三圈，

再換向右邊轉三圈，可使腰部靈活，富有彈性。

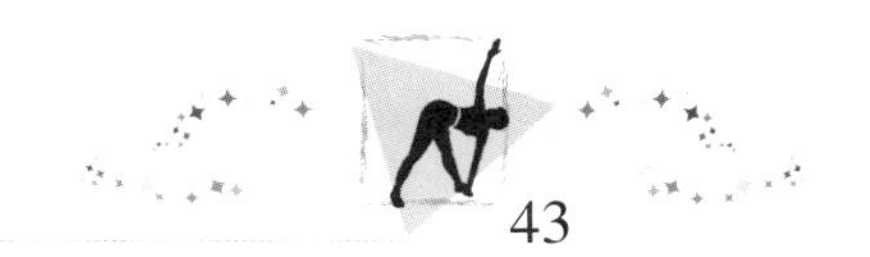

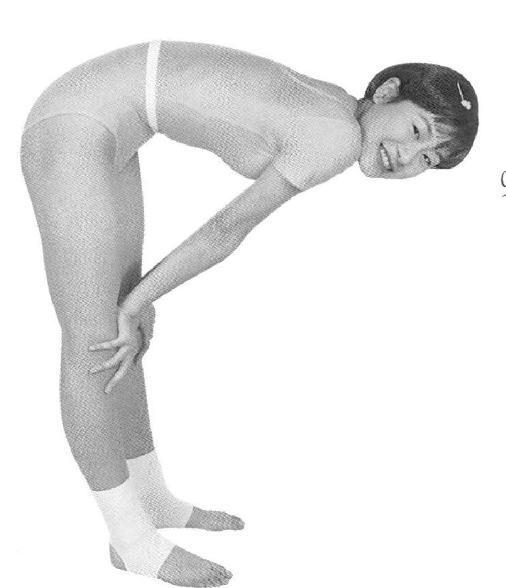

9.雙腳併攏，雙腿微曲，雙手置放膝蓋上，將膝蓋朝左側轉三圈，再換向右側轉三圈，可柔軟膝關節，預防運動傷害。

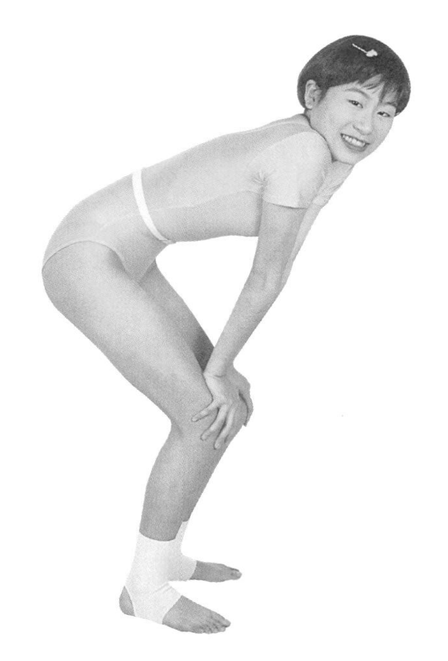

10.左腳，腳背壓地板，停留深呼吸後，放鬆腳板，向左右轉圈，柔軟腳背、腳趾頭，

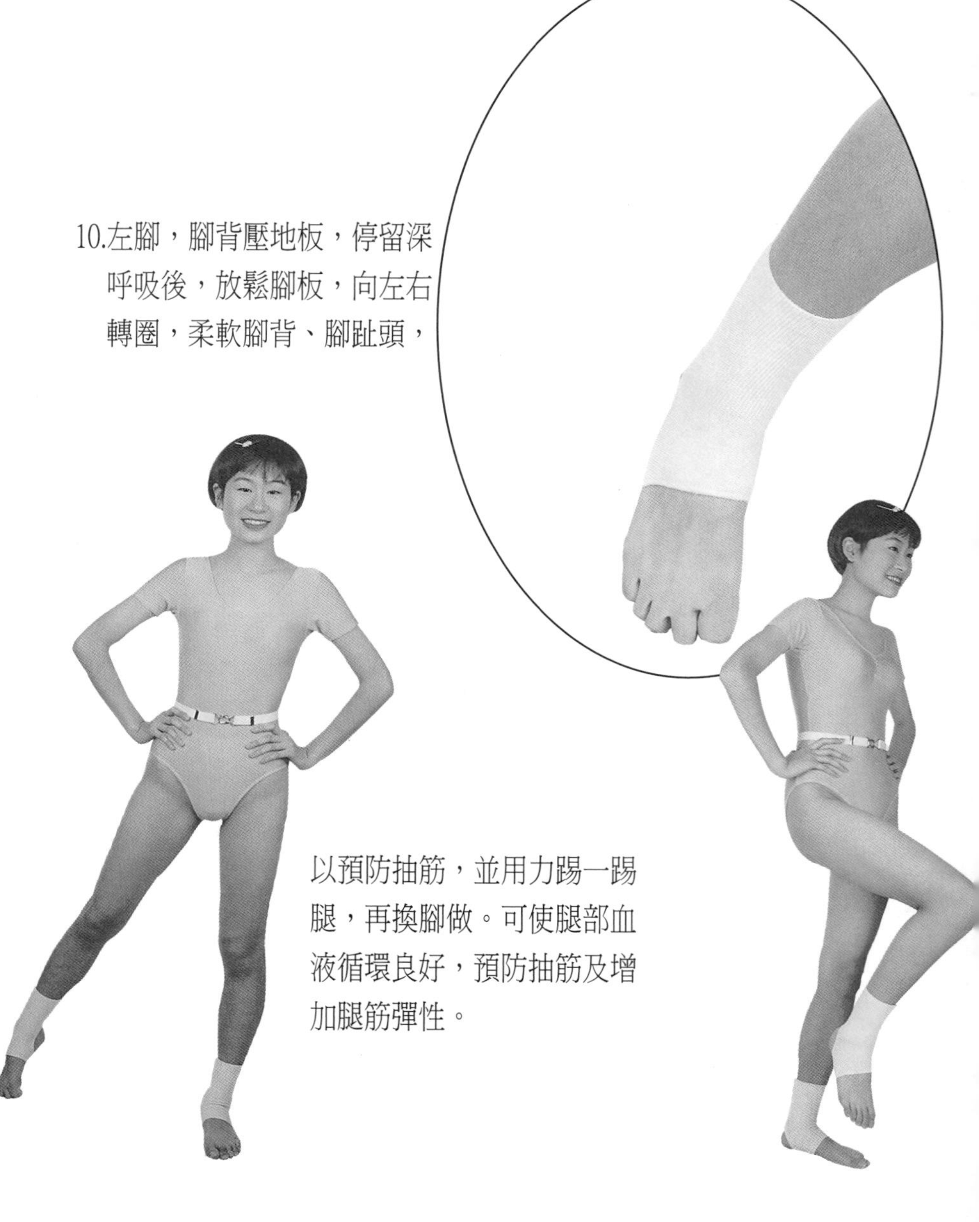

以預防抽筋，並用力踢一踢腿，再換腳做。可使腿部血液循環良好，預防抽筋及增加腿筋彈性。

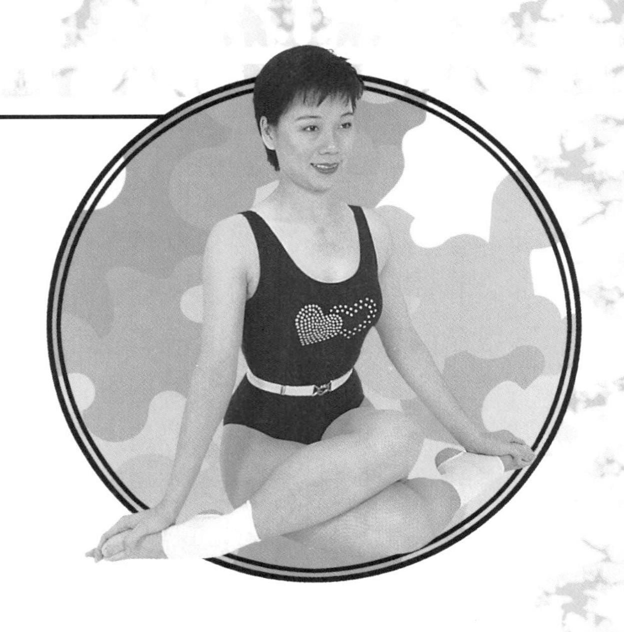

Ⅱ 美體篇

1.青春期全身減肥：動感拜日式

正值青春發育期的年輕朋友們，過度旺盛的體力及因正值發育食量也是大增，若一不小心，過度的飲食而沒有運動來消耗多餘的營養，很容易造成肥胖。由於正值青春期的年輕朋友體力旺盛，最適合來練習瑜伽，因為處於此時期的朋友們往往內分泌過度旺盛，精神體力充沛。也因此很容易造成情緒的激動、興奮，甚至叛逆等現象，或是滿臉青春痘的煩惱。這些如藉由緩慢柔和的瑜伽運動，可幫助青少年在情緒掌控上會理智及沈穩些。藉由瑜伽的呼吸法，深長緩慢的呼吸可以控制EQ。

舉例來說，人在生氣或是激動時，常會容易造成呼吸急促，如果這時做個深呼吸，原本很生氣的情緒會因這個呼吸而緩慢下來，不會那麼生氣。別小看呼吸，真的深深地呼一口氣可讓人有海闊天空的舒暢感。您不妨試試現在就深呼吸一下，是不是感到很舒暢呢？也因此注重呼吸法的練習，可以掌握您的EQ，並可常保一顆舒暢的心及清淅的頭腦，也可幫助青春期的朋友控制自己的情緒。而常練動感拜日式，除了可將青春期過於旺盛的體力消耗掉之外，也可藉這一連串的動作來按摩全身，雕塑全身，預防肥胖，改善體型。

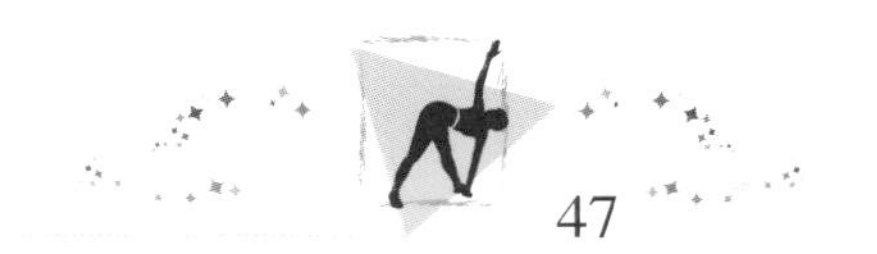

動感拜日式

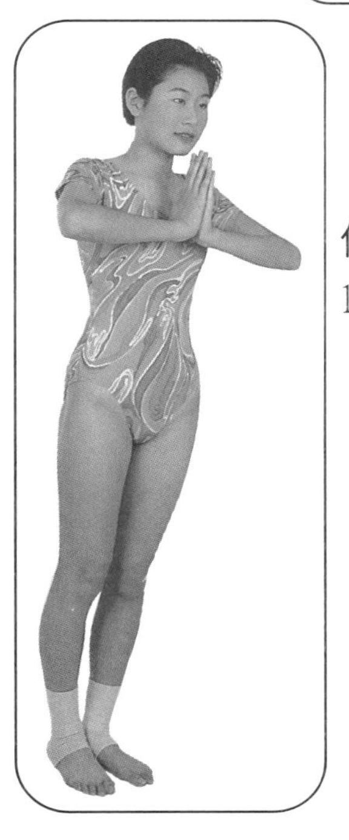

作法

1.站立合掌於胸前，調息後，吸氣雙膝彎曲，雙手左右打開，吐氣。

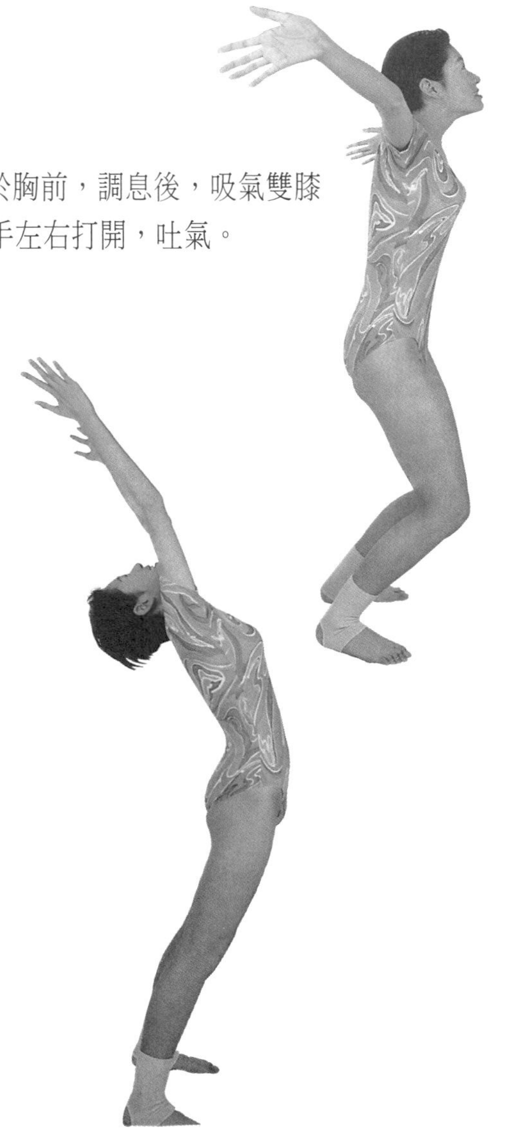

2.吸氣後仰，吐氣，吸氣上身回正，吐氣。

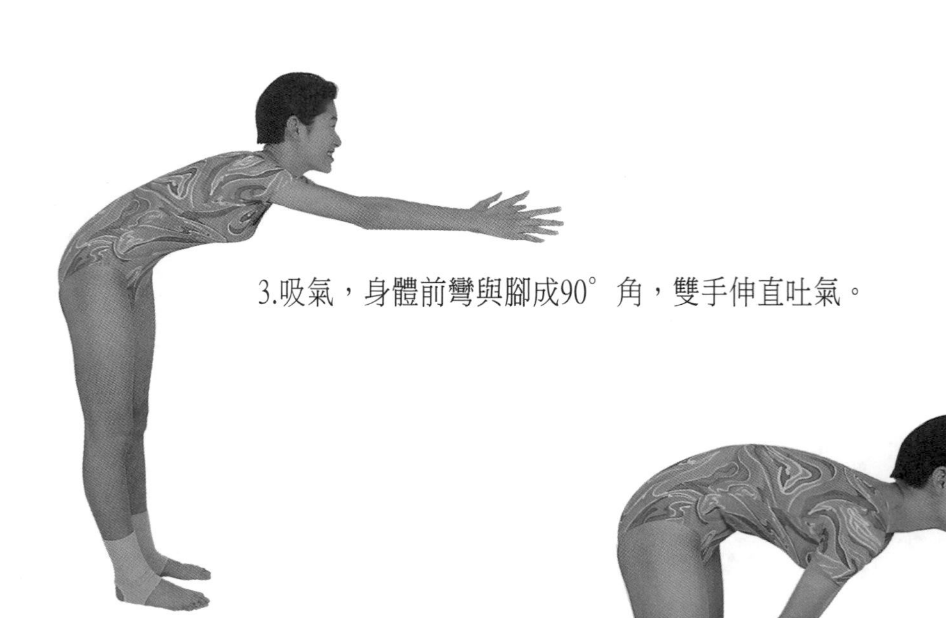

3.吸氣，身體前彎與腳成90°角，雙手伸直吐氣。

4.吸氣，身體再往下彎，雙手抱腳，吐氣。

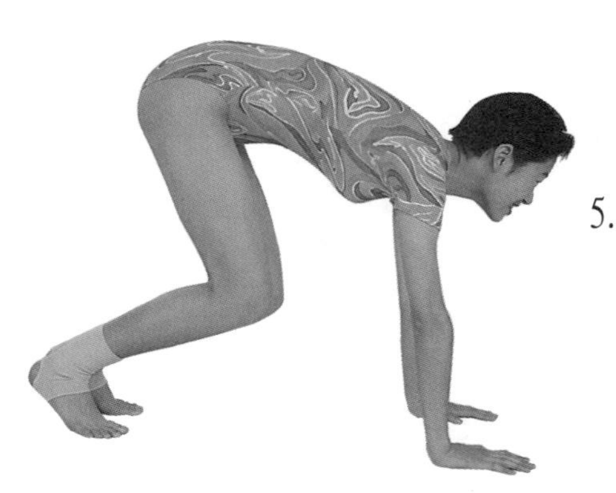

5.雙手抓雙腳尖，吸氣，吐氣，腰部下陷的感覺，下巴抬高，做深呼吸。

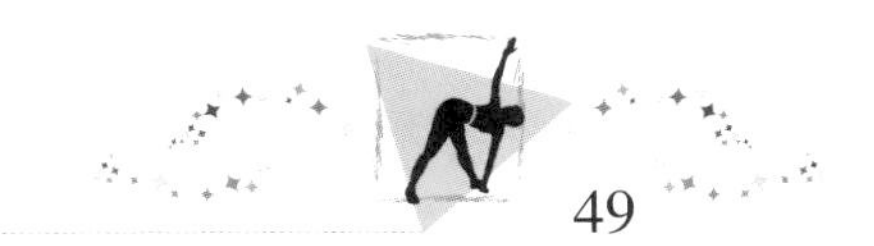

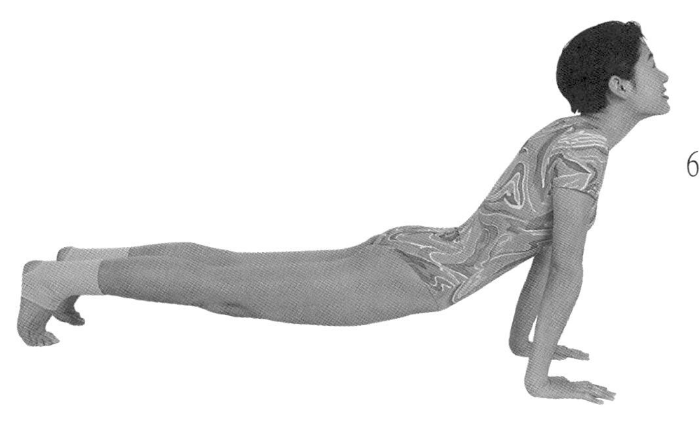

6.吸氣雙手著地，雙腳往後跳開，吐氣，臀部下降，注意身體是不著地的。

7.吸氣，臀部提高且往後拉，

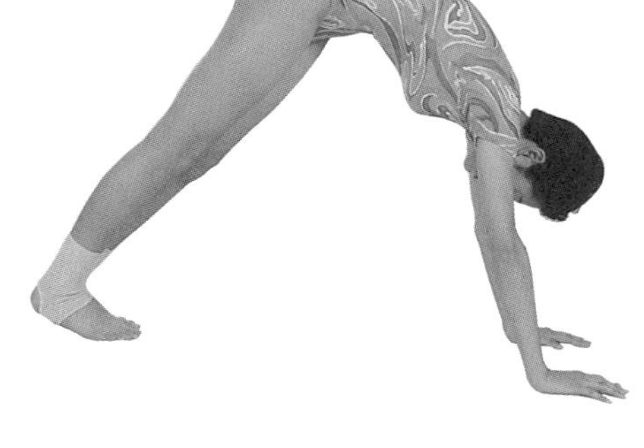

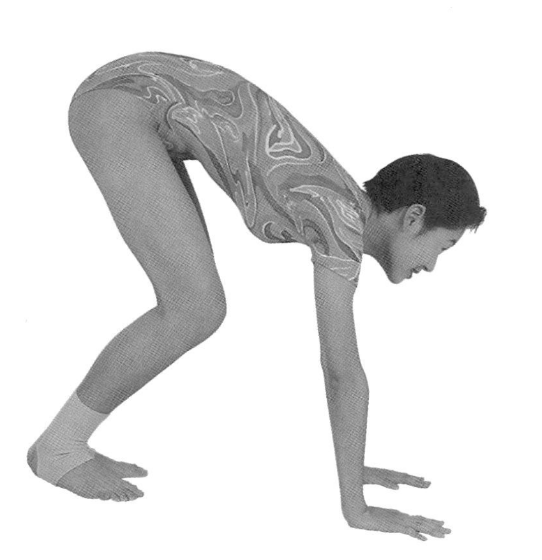

吐氣背部往下壓之感，手腳用力撐住身體，做深呼吸。

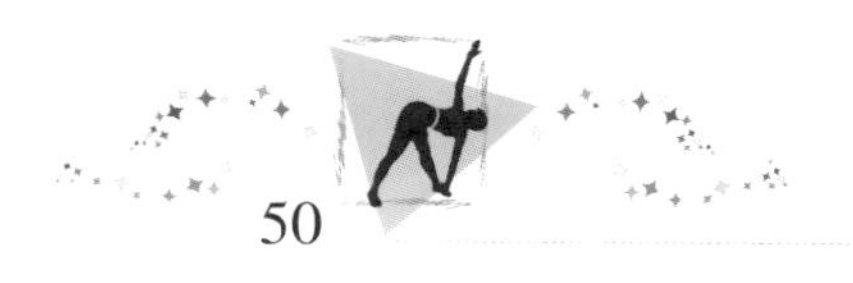

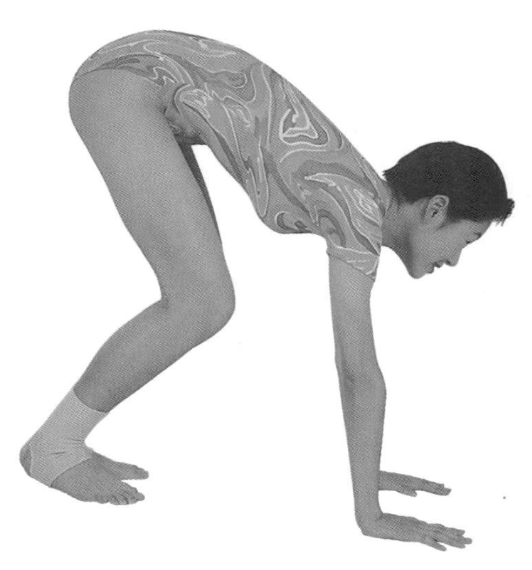

8.吸氣雙膝彎曲往前跳，吐氣。

9.吸氣，身體儘量貼腿，吐氣（初學者身體貼不到腿不必勉強）。

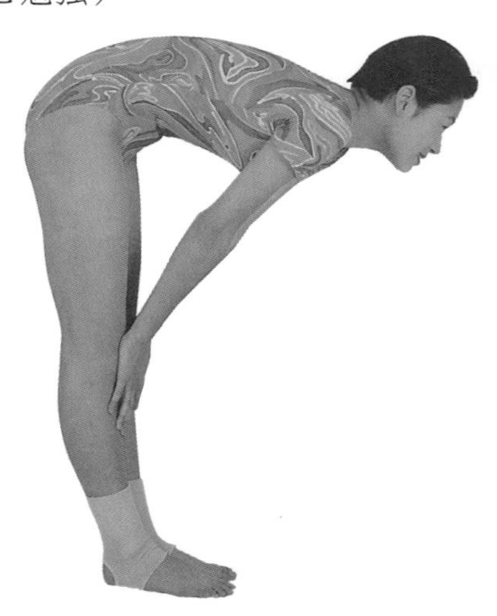

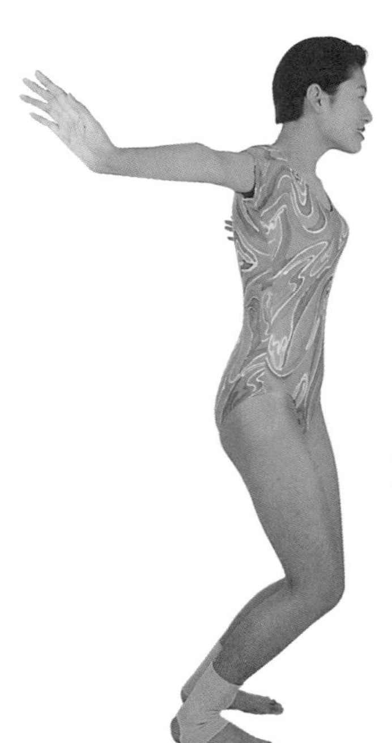

10.吸氣，雙膝彎曲，雙手左右打開，上身還原。

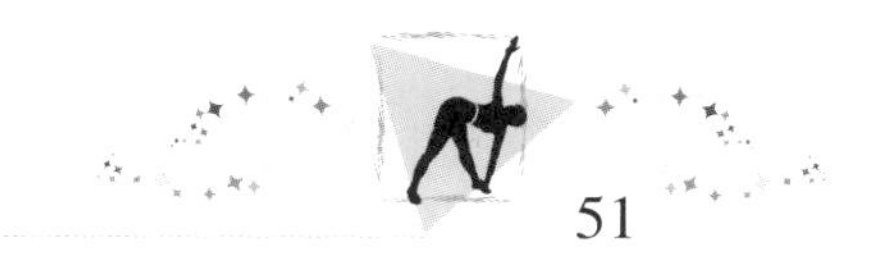

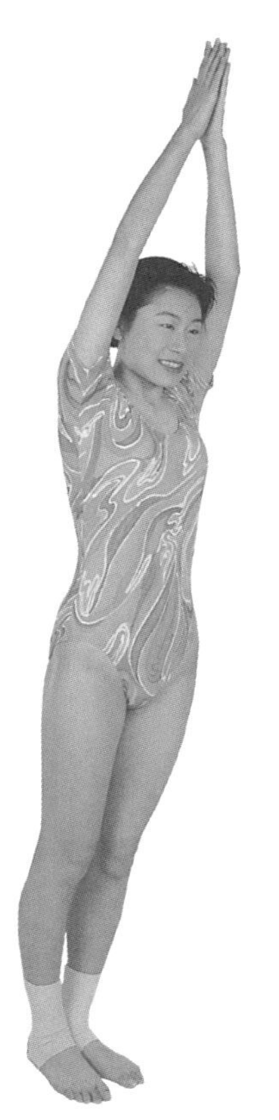

11.吐氣，雙手向上伸直，
同時伸直膝蓋。

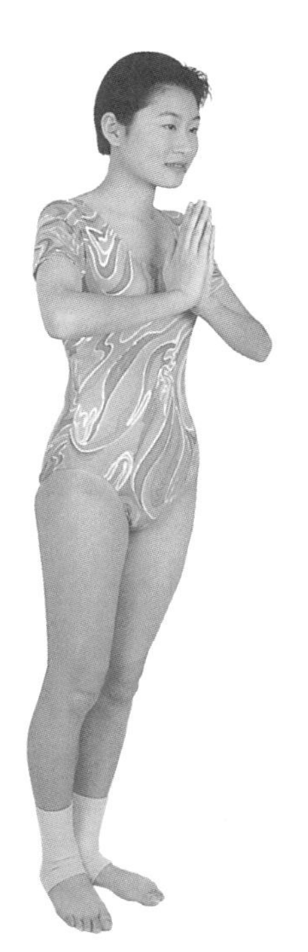

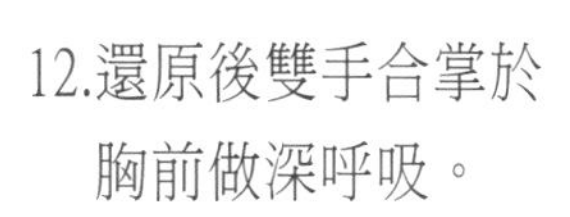

12.還原後雙手合掌於
胸前做深呼吸。

13.平躺下來，完全放鬆，調息。

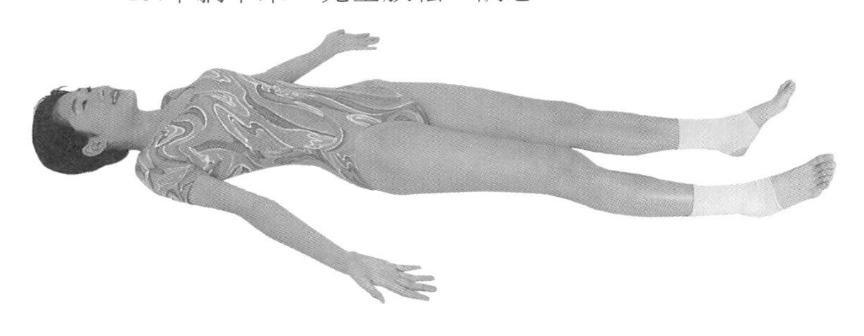

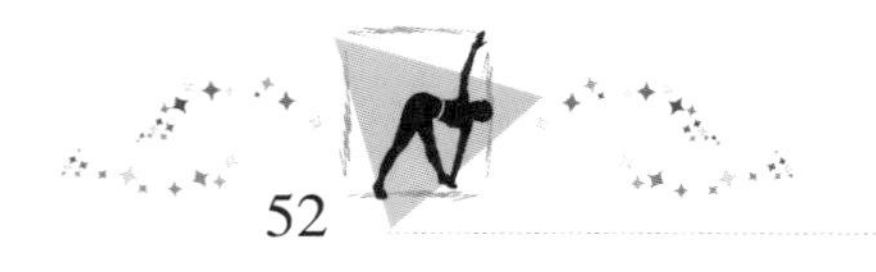

2.成年期全身減肥：拜日式

練習拜日式可以促進全身血液循環，對增進記憶力及消除壓力都有意想不到的效果，早上起床過後做一次，全天都覺得精神煥發。在疲勞、精神不濟之時，做一做拜日式，很快就能恢復體力，剛開始練習的人每次做二回即可休息，不須太勉強，久而久之再依本能漸進增加次數。

拜日式可在家裡通風處練習，可促進經絡、氣血的循環與通暢，拜日式體位法是由12個姿勢包括了前彎、後仰、扭轉、側彎的動作組合而成的一個既平衡又徹底舒展到全身之體位法，常練習拜日式可增進人體腦部，促使腦內啡產生，而達到鎮靜、安神、穩定情緒的功效。也因全身均勻的伸展進而達到塑身及減肥之功效。

拜日式

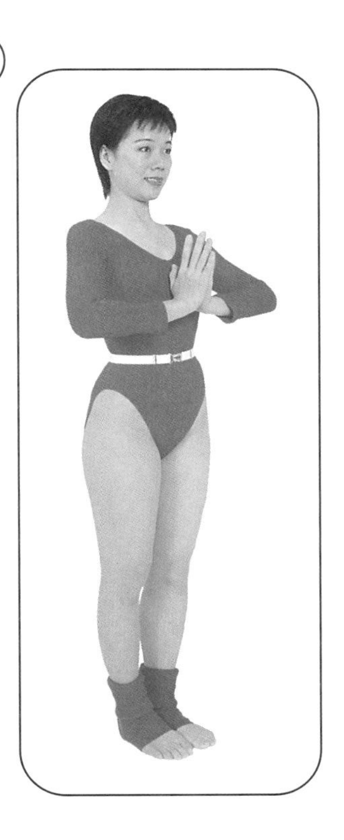

作法

1.兩手合掌做深呼吸。

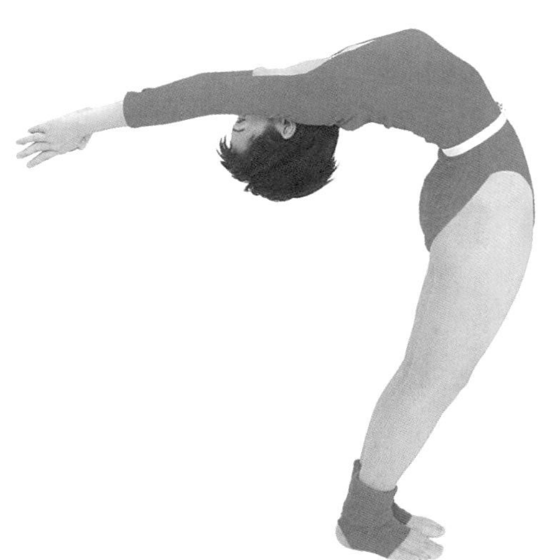

2.吸氣後仰，止息。

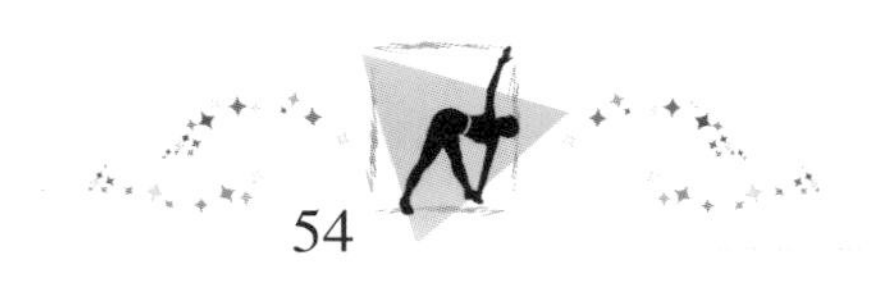

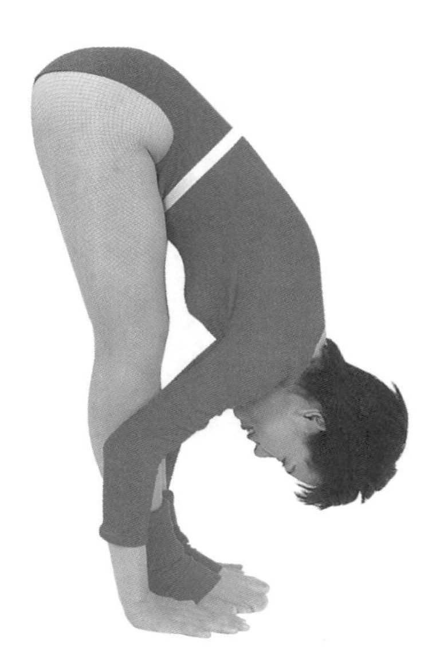

3. 吐氣，上半身慢慢前彎，手掌碰地，
調息。

4.左腳向後伸直，右腳膝蓋垂
直，擴胸吸氣上身後仰，止
息，上身還原。

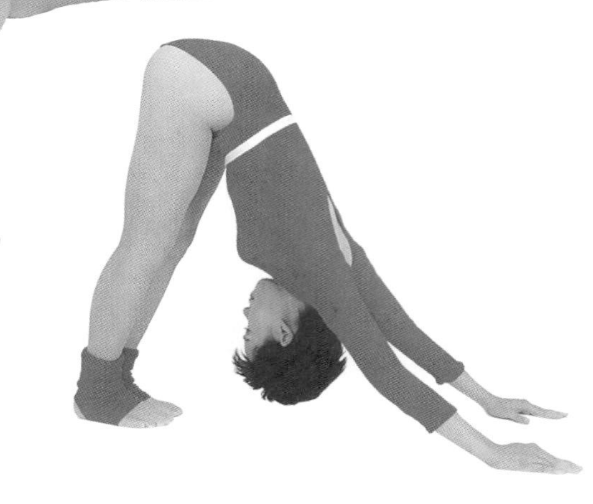

5.吐氣，兩腳同時向後伸直，
背部下壓，做深呼吸。

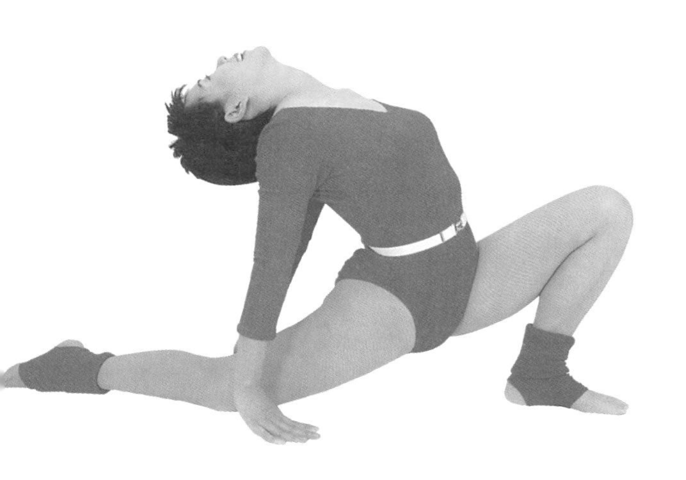

6.左腳往前跨一步，膝蓋彎曲，右腳向後伸直，擴胸上身吸氣後仰，止息，上身還原。

7.雙手撐地板，雙腳同時向後伸直身體成三角形調息。

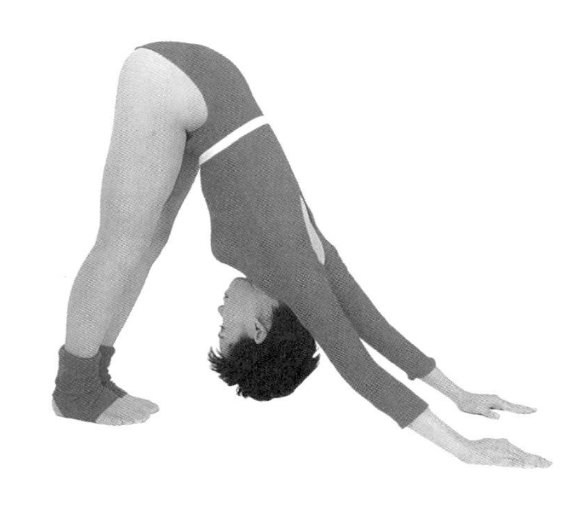

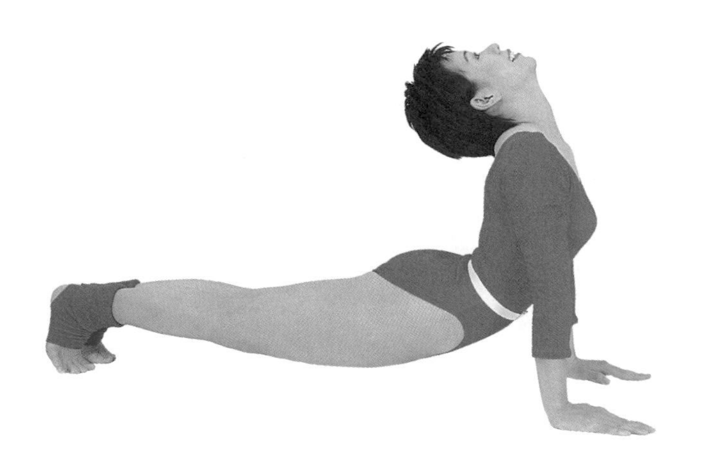

8.上身慢慢下降，吸氣手腳撐穩身體，膝蓋是離地的吐氣。

9.雙膝著地，臀部提高，調息。

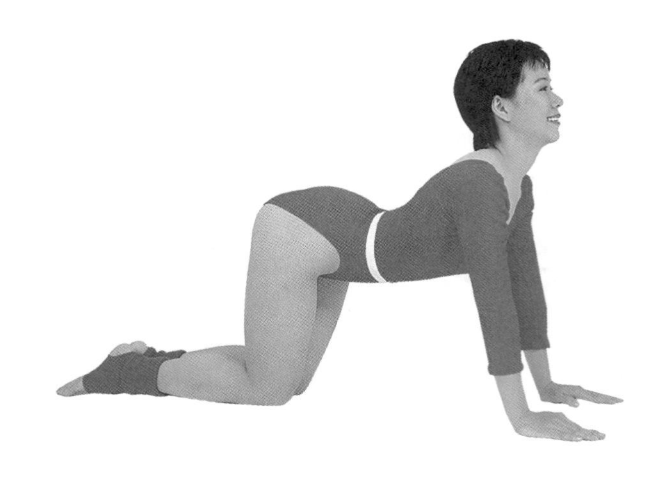

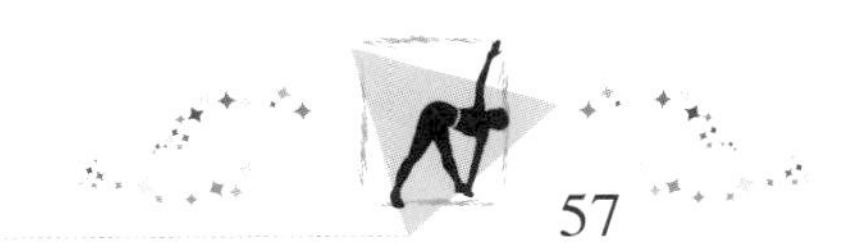

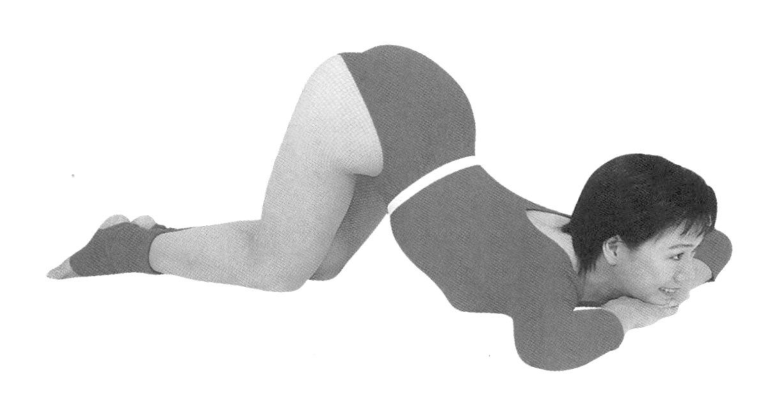

10.膝蓋和胸部貼地，臀部提起，調整呼吸。

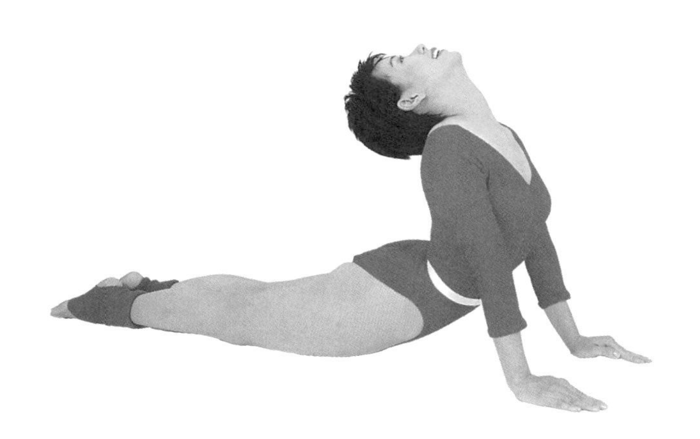

11.兩腳向後伸直，平趴地上，吸氣上身提高，止息，吐氣。

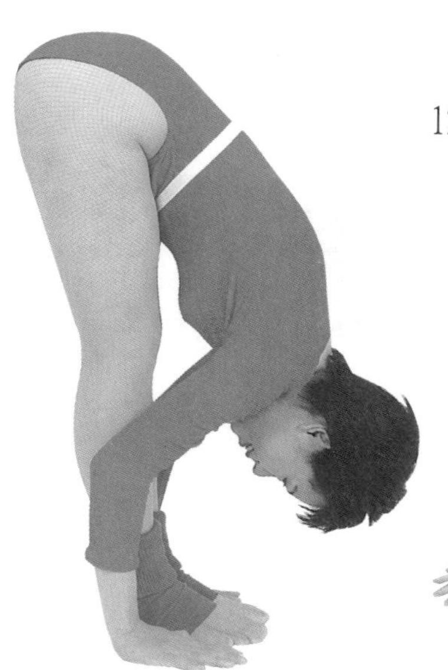

12.手腳用力撐起身體，腳往前走，身體重心置腳上，成前彎姿勢。

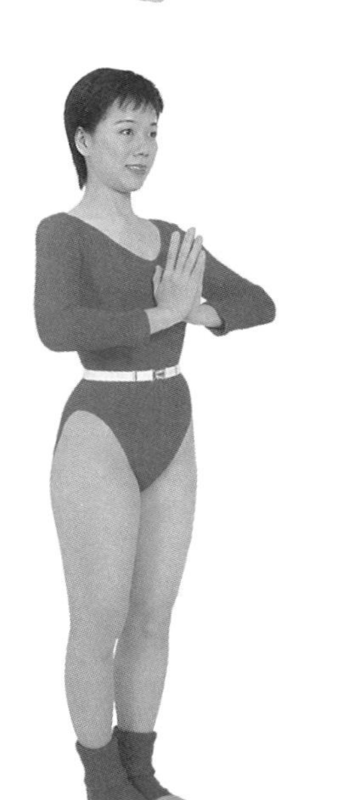

13.吸氣，上身還原且後仰止息，吐氣，再吸氣身體回正還原；雙手合掌於胸前，調整呼吸。

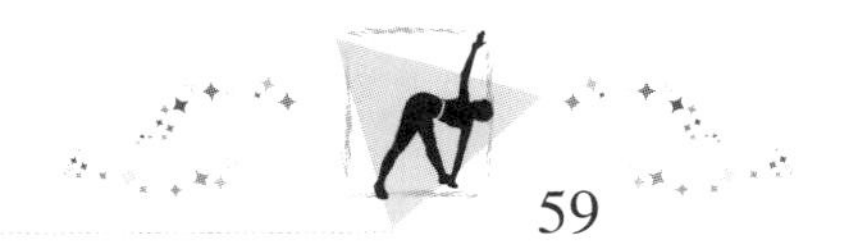

3.臉部：美顏、除痘、除斑、防皺

美顏、除痘

有青春痘時若能常洗臉，保持臉部的清潔是絕對有好處，若是「油光滿面」或污垢把毛孔堵塞了，那等於是給青春痘火上加油，但洗臉能洗掉的是皮膚表面的東西，而非疾病本身，多洗臉是能使病況改善，而非能治癒青春痘，青春痘均與體內分泌有關，尤其是男性荷爾蒙，但每位正常女子，也都有男性荷爾蒙，而正常量的男性荷爾蒙，就有足夠的能力，製造痘痘，因此長青春痘並不代表荷爾蒙不平衡，或男性荷爾蒙過多，至於油膩的、甜的、辣的或花生、巧克力，對青春痘有無影響，均視個人的體質，但最好，保持睡眠充足、精神愉快，同時外來的壓力、緊張、煩惱、情緒不好，也會使青春痘加重，同時勿亂服成藥，否則有了副作用時，豈不是自討「醜」吃了。

採用自然的養生美顏瑜伽術來預防青春痘的產生及除斑防皺效果非常好，尤其是青春式，拄瓦斯式經常練習永保青春美麗，保證一定自討「美」吃。

除斑、防皺

歲月增添了您的智慧，卻也堆積了您臉上的斑點與皺紋，可別讓生活上的壓力憂愁，在歲月的帶動下，持續地在您臉上畫上歲月的痕跡，希望您經常練習光澤式來強化您的氣血循環，以改善氣色，光澤您的肌膚及抹平歲月的痕跡。

青春式

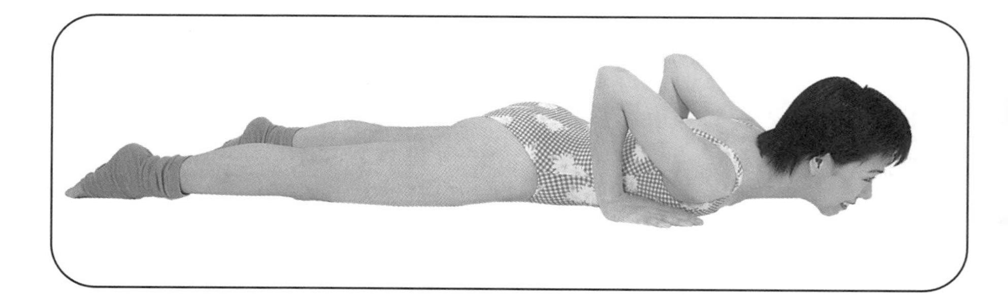

作法

1.平伏在地上。

2.兩手放胸部兩旁，慢慢將上半身提起。

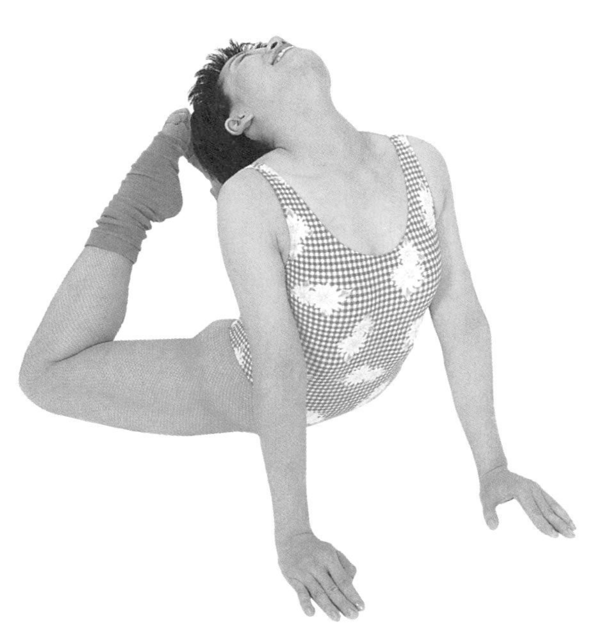

3.兩腳彎曲，使其碰到頭部為止。停留做深呼吸。

4.還原後，請再按摩腰部。

效果

可促進甲狀腺、副甲狀腺及腎臟機能，能豐滿胸部，並由於強力的後仰因此能促進所有內臟機能，有美容養顏、除痘除斑之效果。常練此式可永保青春美。

光澤式

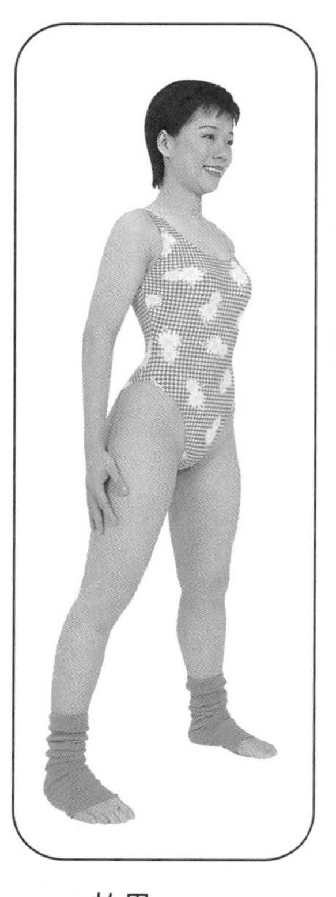

作法

1.站立，雙腳打開與肩同寬，做深呼吸。
2.吸氣，上身慢慢前彎，吐氣，不勉強，盡力前彎後，雙手抓腳跟，停留做深呼吸。
3.緩慢還原，調整呼吸。

效果

因可將血液輸送到頭部，故能促進血液循環，可治頭昏、神經衰弱及預防內臟下垂，也因氣血循環加強了有美顏效果，可常保皮膚有光澤防皺之功效，停留時間因人而異，高血壓患者勿練習此式。

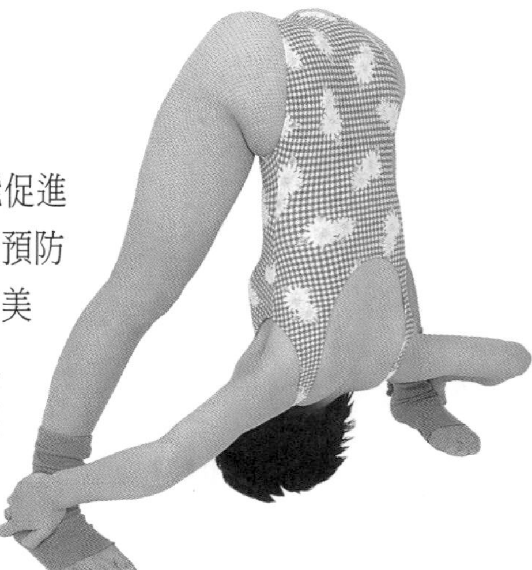

扙瓦斯式

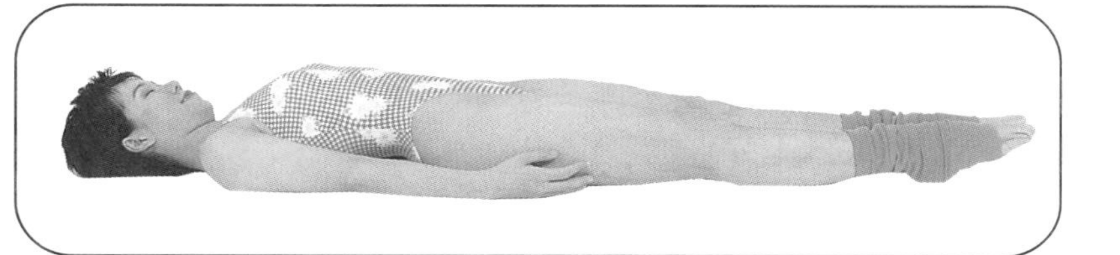

作法

1.平躺地上。

2.雙腳彎曲，兩手抱住雙腳，使其膝蓋碰下額。

3.停留數十秒並做深呼吸。

4.緩慢還原，調息。

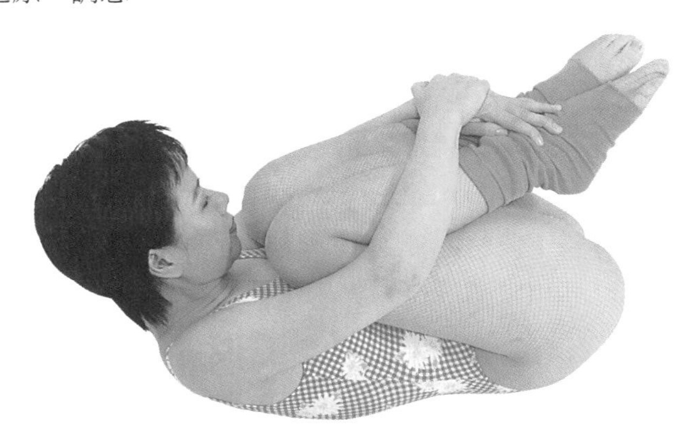

效果

可推出積在腸內的瓦斯（毒氣），刺激腸胃，因此可促進消化力、調整腸胃機能、預防便秘、美容養顏之功效，常練習亦可柔軟膝關節，消除腹部脹氣。

4.胸部：健胸、豐乳

身材的發育以及比例受到先天的基因遺傳所控制，然而後天環境的營養補充以及塑身美容，仍可達到某些程度的改善。一般而言女性乳房的發育是受到體內精密的荷爾蒙系統控制，特別是女性荷爾蒙以及黃體素的協調刺激才能成就女性胸前的「傲人成果」。

而市售的豐胸方法基本上還是以藥物的刺激為主，也因成份並不清楚叫人裹足不前。因為如果不當使用藥物易導致乳癌、子宮內膜癌及子宮不正常出血的嚴重後果。在此建議愛美的女性，使用瑜伽來健胸豐乳是最自然、最經濟實惠又無副作用的方式。常勤練後仰式、挺胸式及意識式可促進血液循環加速新陳代謝、活化細胞組織，使胸部更尖挺，使內分泌正常，胸肌發達，改善乳房下垂、外擴、萎縮……等煩惱。經常的練習，假以時日，您必也能抬頭挺胸，做一個讓男人無法一手掌握的女人。

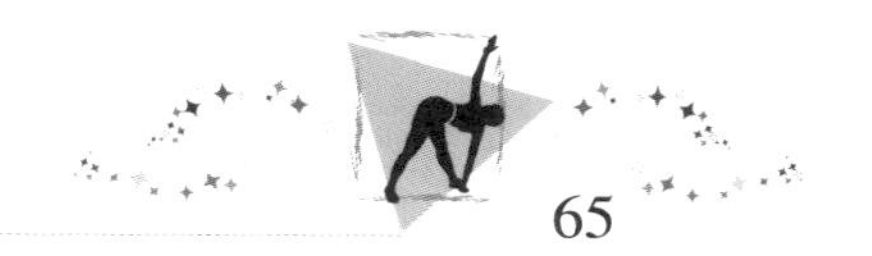

後仰式

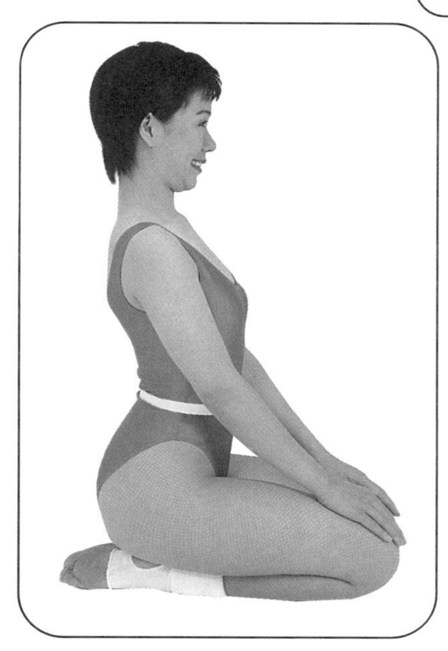

作法

1.跪正，臀部坐在腳跟上，做深呼吸。

2.將兩手放在背後地上，兩手臂儘量平行。

3.先吸氣，再把氣吐盡，同時後仰，此時胸部儘量挺起。

4.使用自然呼吸，保持數十秒。

5.緩慢還原，調息。

效果

可矯正駝背的不正姿勢，因擴胸後仰，因此能增強甲狀腺及扁桃腺的機能，預防乳房的下垂並有健胸的功效。

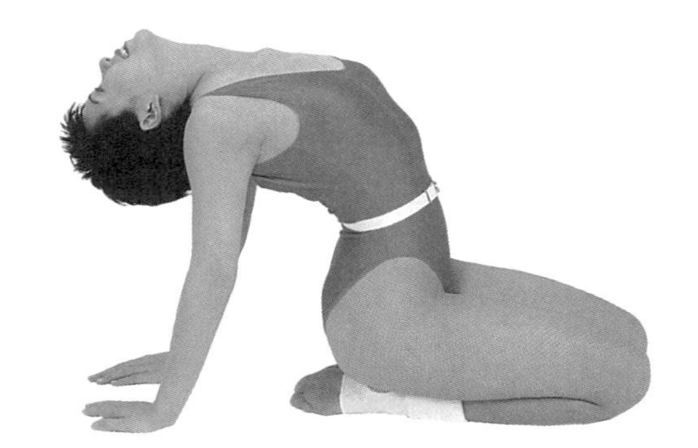

意識式

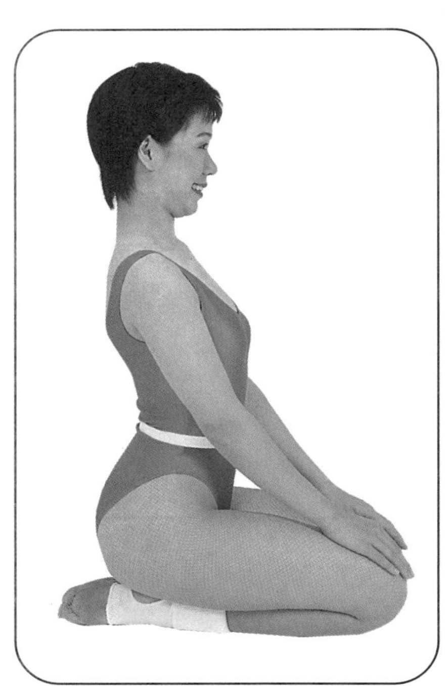

作法

1.跪坐（金剛坐）

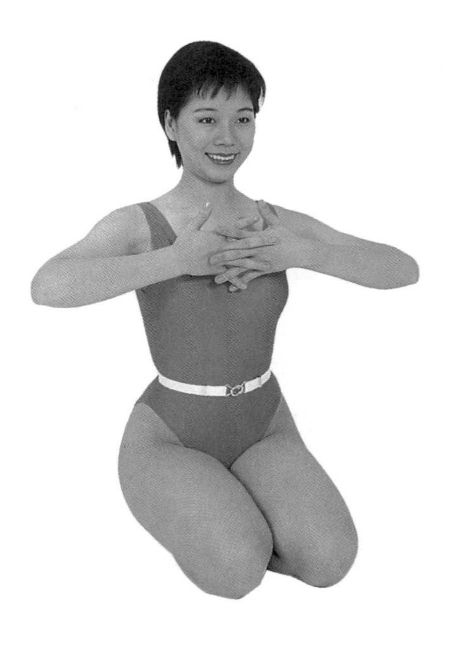

2.吸氣雙手平舉於胸前，手指打開互扣，吐氣。

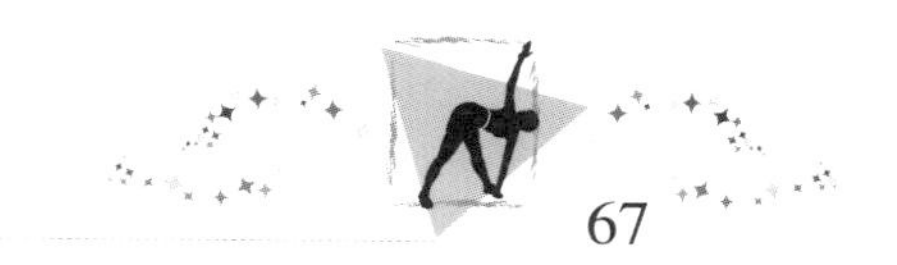

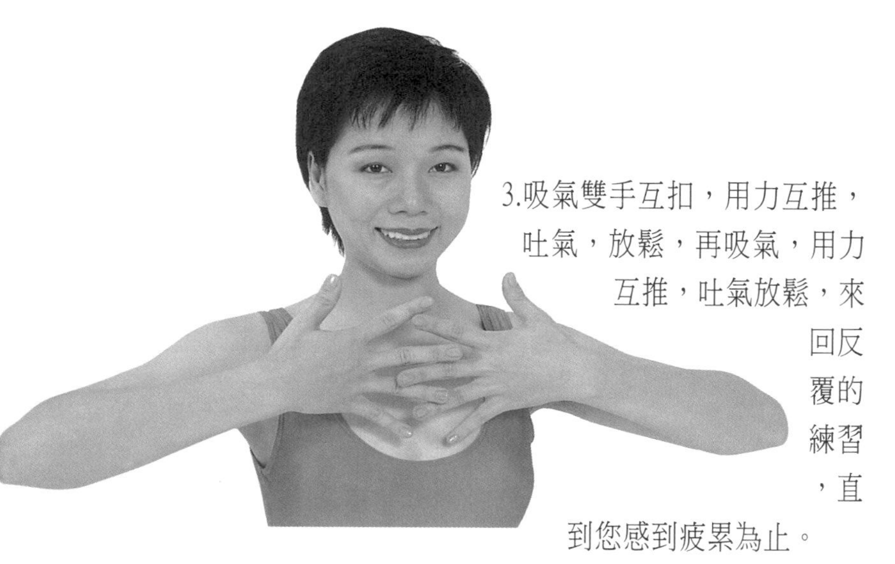

3.吸氣雙手互扣，用力互推，吐氣，放鬆，再吸氣，用力互推，吐氣放鬆，來回反覆的練習，直到您感到疲累為止。

4.累了之後雙手還原，放鬆調息。

效果

練習時，配合呼吸的頻率吸氣，雙手用力推緊，意念放胸部處，經常練習可健胸，豐滿乳房，及預防乳房下垂。雙手一推一緊一鬆下疲累了就不必勉強，每天撥出一點時間固定練習效果會更好。

挺胸式

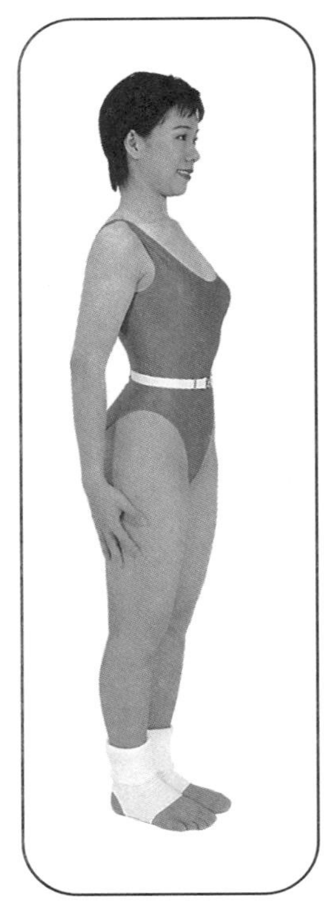

作法

1.站立，調息。
2.雙手置放於身體後方合掌，吸氣雙手掌往背上方推緊（慢慢左右移動，盡自己能力推到緊）擴胸，吐氣。
3.吸氣，上身後仰，盡力擴胸，停留做深呼吸。
4.緩慢還原，調息。

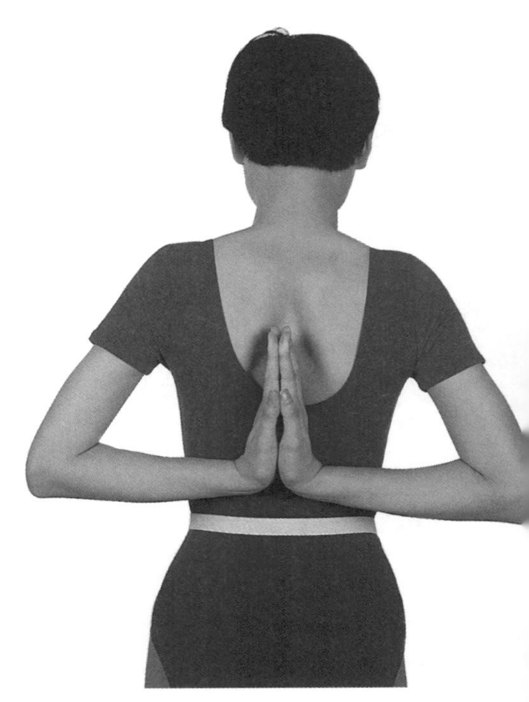

效果

因擴胸可健美我們的胸部，並預防乳房下垂及矯正駝背現象，並可柔軟手腕關節及肩關節 ，預防老化、消除疲勞。

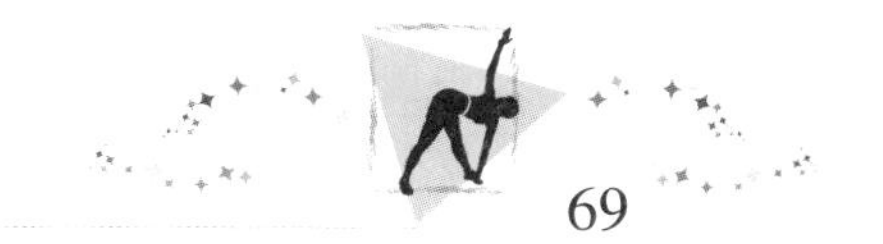

5.肩手部：纖細手臂、美化頸部

天氣又漸漸炎熱起來了，穿的衣服也就越來越少了。「窈窕淑女君子好求」，環視自己，拿啥麼成績單出來亮相呢？於此，除了後悔自己平日的疏於保養之外，又能「按怎」。

在台灣，食、衣、住、行樣樣TOP，要馬兒好又要馬兒不吃草。魚與熊掌，豈可兼得，想要吃得好、又想肥肉露得少，那麼您就要趕緊勤練瑜伽了，練習時，每一個姿勢，必須要將意識力集中在自己想要雕塑及消瘦的部位，更具體的說，就是要使自己想消瘦的部位產生緊張的感覺，於是那個部位的細胞就會產生緊張的心理反應。在反應的過程之中，皮下脂肪就會被消耗掉，那麼無形之中就能變得輕盈苗條。

夏天衣服穿少了，最容易露出的部位就是手臂、頸部。要如何使手臂看來纖細、頸部優美，就需加強下面這些姿勢的練習。記住想消瘦哪裡，請將意識力集中在那部位，效果肯定將會是如您所願。

單手鉤式

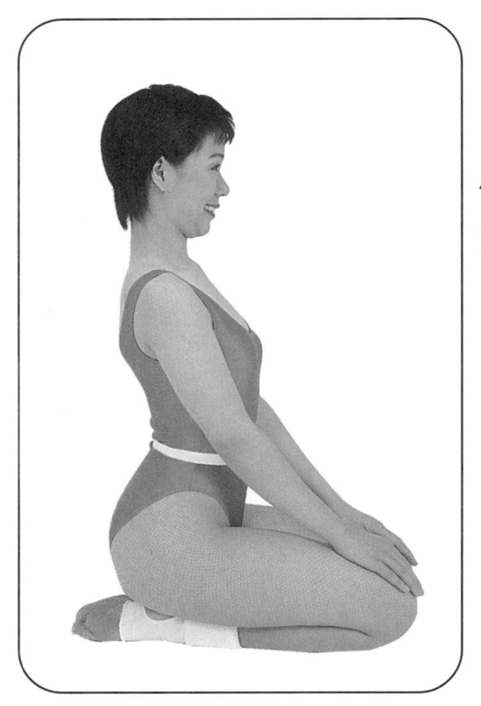

作法

1.跪坐（金剛坐）。

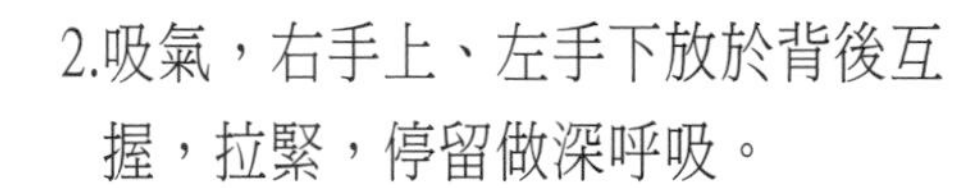

2.吸氣，右手上、左手下放於背後互握，拉緊，停留做深呼吸。

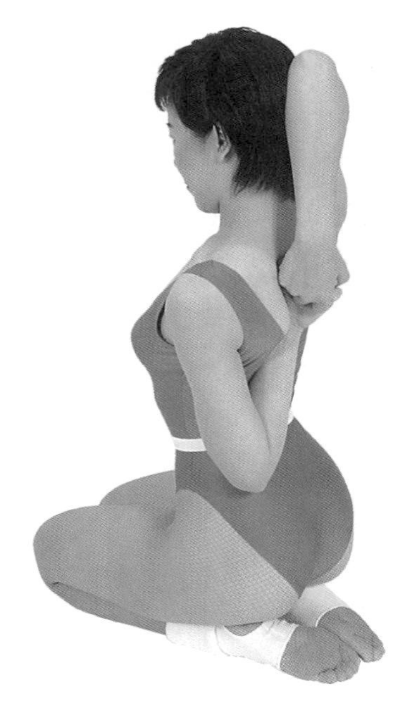

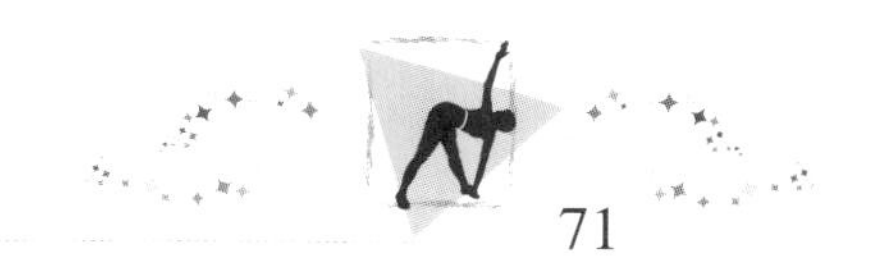

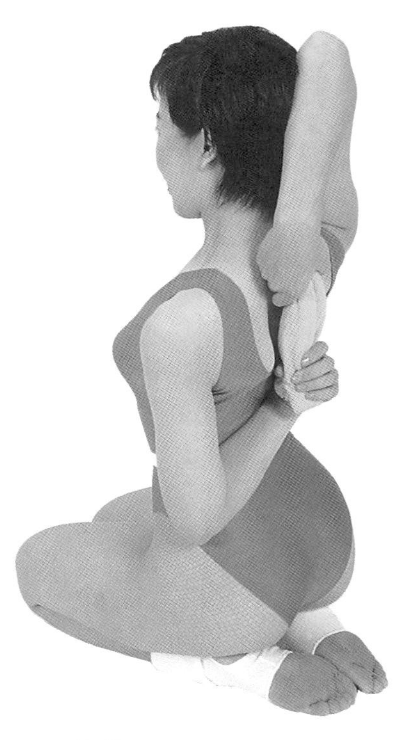

3.緩慢還原，換手再做一遍。

效果

此動作可促進肩、背部的血液循環，達消除疲勞的效果，並可預防肩膀僵硬、背部疼痛，亦可美化手臂線條，纖細手臂。

初學者剛開始練習，雙手無法在背後互握，可拿手巾輔助如圖示範方式練習。

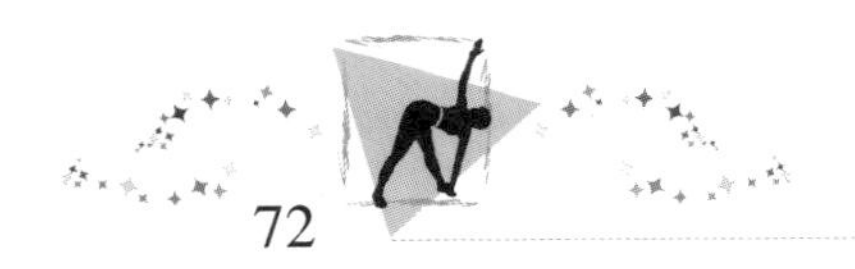

美臂式

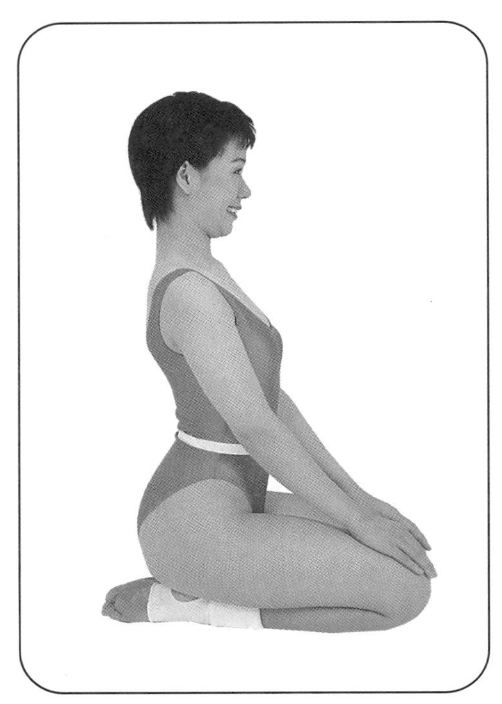

作法

1.坐正，不駝背，調整呼吸。

2.吸氣，兩手往頭上方互握，並儘量伸直手臂。

3.吐氣，上身後仰，雙手儘量往後伸展到手臂肌肉感到緊了。停留做深呼吸。

4.還原，調息。

效果

因強力後仰，可矯正駝背現象，並可將手臂肌肉拉緊來修長您手臂的線條，消除手臂多餘贅肉，美化手臂頸部腺條。

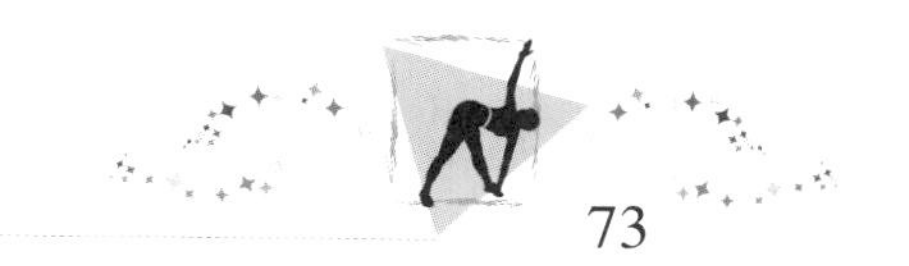

犬式

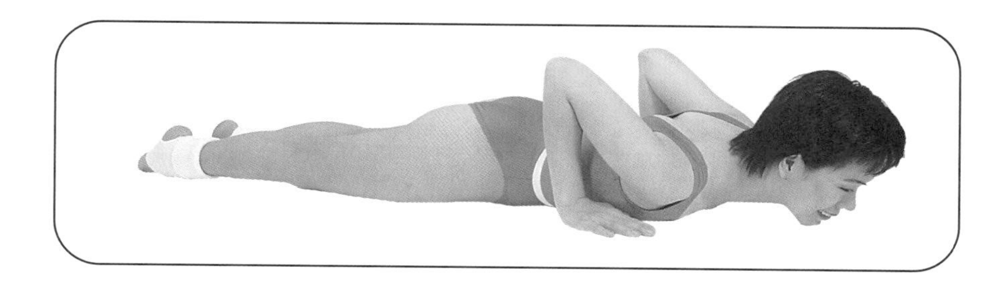

作法

1.平伏在地上，調整呼吸。
2.吸氣兩腳並攏伸直，兩手放胸旁，上身慢慢將上半身提起後仰，臉朝天花板，停留，做深呼吸。
3.吐氣，上身慢慢還原，調息。

效果

練習時將臀部肌肉用力夾緊，可除去臀部多餘的贅肉，也因後仰，刺激頸部、腸胃，可促進胃腸的蠕動，強化消化功能預防扁桃腺炎，美化頸部，下巴、胸口之線條。

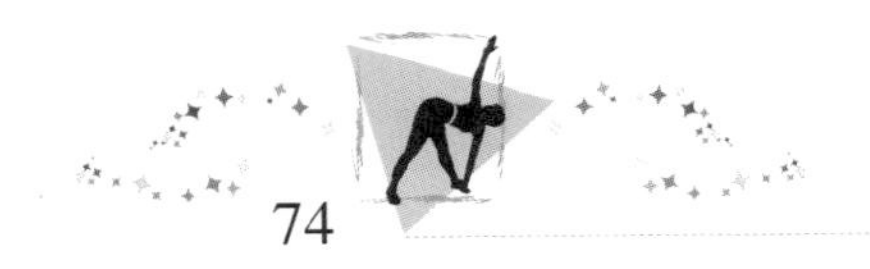

魚式

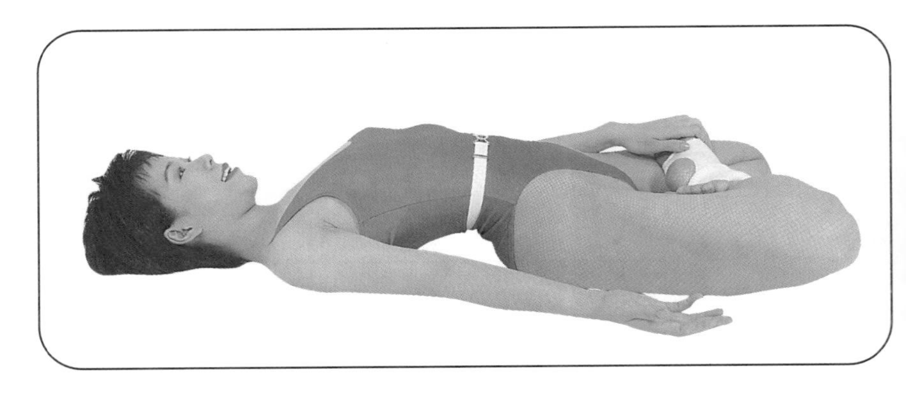

作法

1.先仰臥地上，用兩手幫忙把雙腿盤起來。

2.先做深呼吸，一面用兩肘支撐身體，將胸部挺高，頭心頂在地上，儘量伸張頸部。

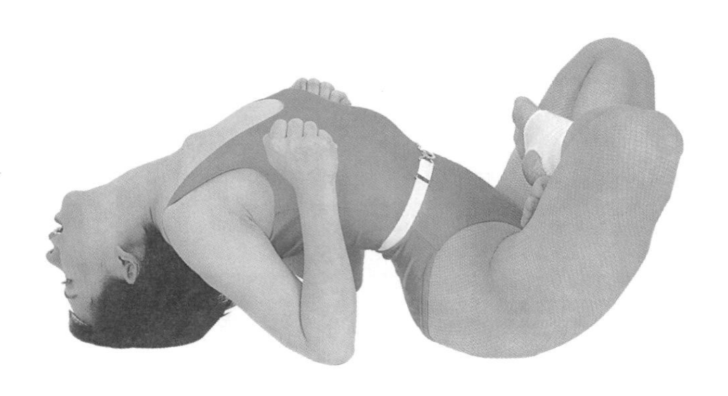

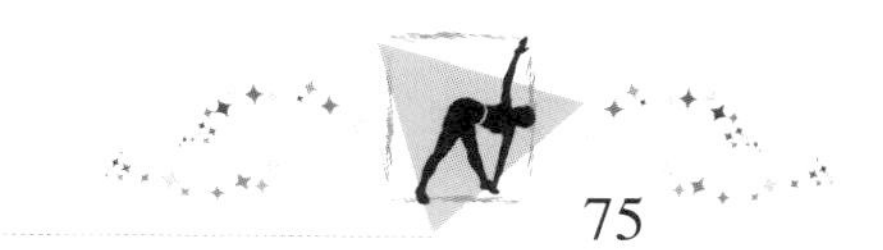

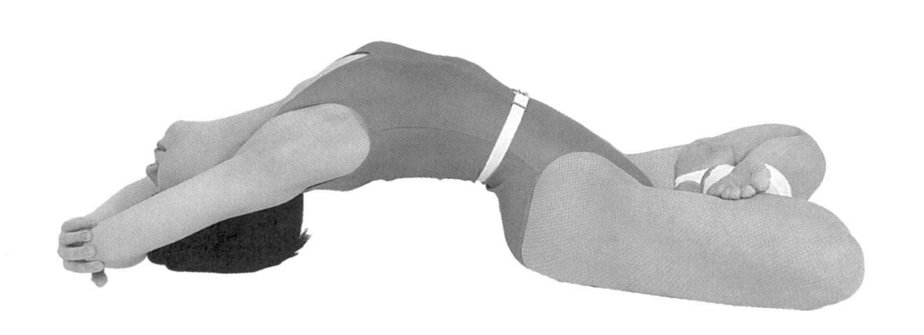

3.此時背部離地，胸部挺高，背部離地，頭頂在地上，雙手繞
  過頭上方，互握手肘，（拉緊手臂）停留做深呼吸。
4.下巴再慢慢收回，上身還原，雙腳鬆開放鬆還原，調息。

效果

　　因擴胸，後仰，可強化扁桃腺、甲狀腺和肺部，增加身體的抵抗力，並可柔軟並美化頸部和肩部的肌肉，及纖細手臂。

6.腰腹部：縮減腰圍、消除小腹

美麗的身段不容許有太大的寬度，愛美是人之天性，窈窕淑女君子好求。如果您是一個完美主義者，我相信對自己身上的尺寸總是寸寸追蹤，斤斤計較。以確保自己的身材凹凸有緻，婀娜多姿，除了錙銖必較外，您可以藉助瑜伽的練習來對自己身材雕塑得更纖細更凹凸有緻。不靠任何化粧減肥品亦不挨餓，更不藉助他人之手來服務您。隨時隨地您可以動動身，活動活動您想縮減的腰圍及腹部的贅肉。

在瑜伽姿勢中的後視式、射手式、海狗式，多加強練習，對腰部的尺寸可是寸寸縮減，步步扭緊，只容纖細不容寬鬆，對細腰有特別功效。並能強化腎臟，預防腰酸背痛，實有意想不到之效果。

對缺乏運動的中年人、剛生產過後的婦女、幼童的過胖兒來說腹部堆積的贅肉，行動起來就如同您隨身帶著一個超重的行李，無論坐臥行走，這個贅肉著實讓您輕鬆不起來。同時腹肌的鬆弛贅肉的積存，常會引起身體的不適。除了外表的醜態外，內部也將易亮起紅燈，因此別小看這些贅肉帶來的麻煩，加緊勤練瑜伽中的單腿V字式、翻騰魚式，將可消除腹部贅肉，保有一個強勁有力彈性的腹肌，使您擁有身材也有健康。

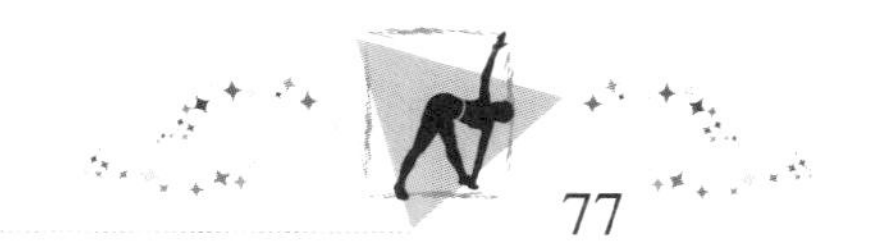

後視式

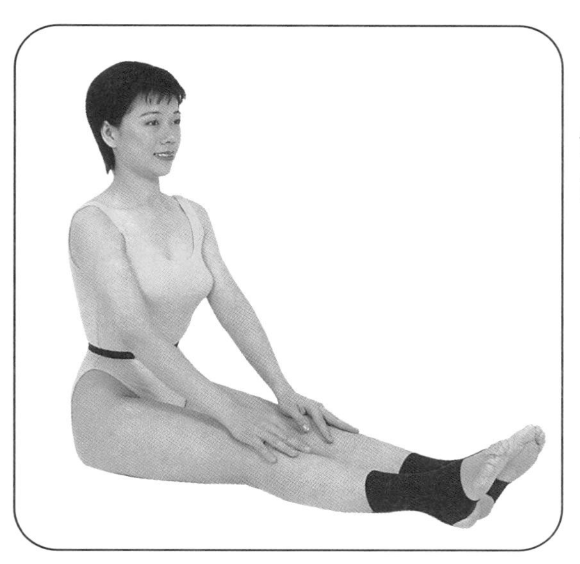

作法

1.坐正，雙腳伸直，做深呼吸。

2.把左腳拉近，彎曲，儘量接近身體，使腳跟觸及右側大腿部位，左膝儘量著地。

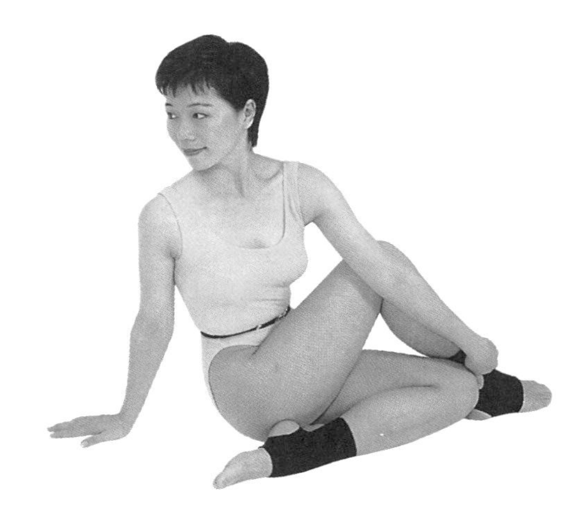

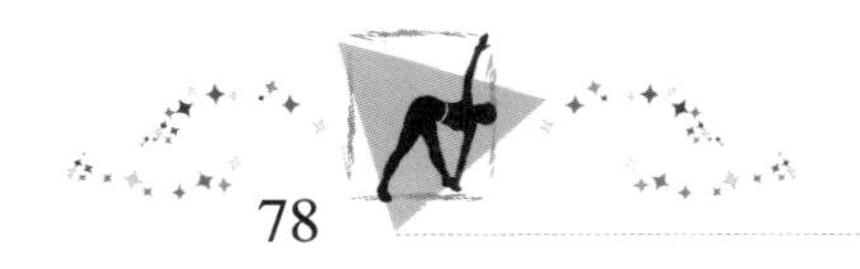

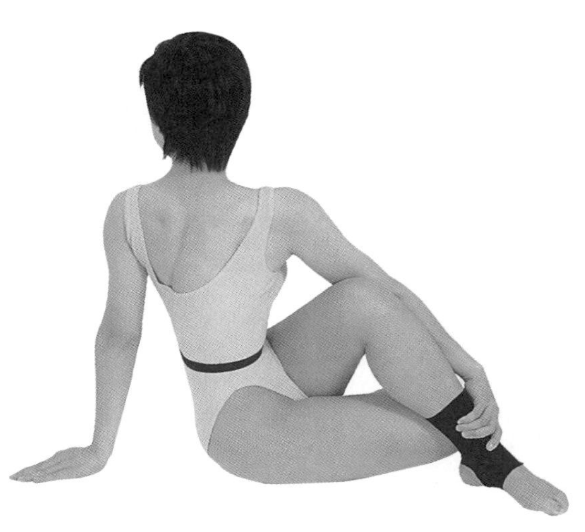

3.右腳跨過左腿，右腳板放在左腿旁邊。
4.右手臂繞至背後，放在地上。
5.左手臂伸過右腿成交叉狀，放在右膝蓋上。
6.將上身、臉儘量向後面扭轉，做深呼吸（上身挺直不可駝背）。
7.換邊再做一次。
8.還原後，平躺做大休息式放鬆調息。

效果

消除腰部贅肉，刺激內臟，使肝臟、腎臟機能旺盛。矯正背椎的不正，強化背部和腹部的肌肉。

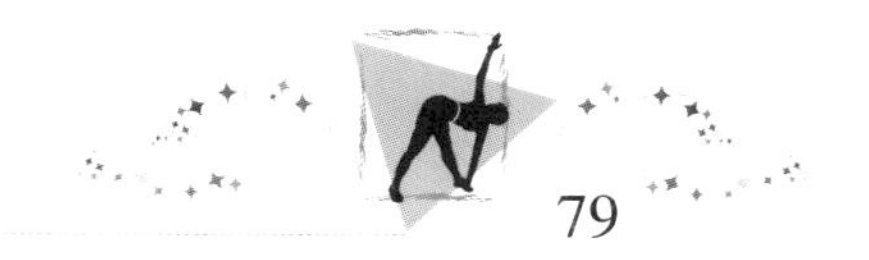

射手式

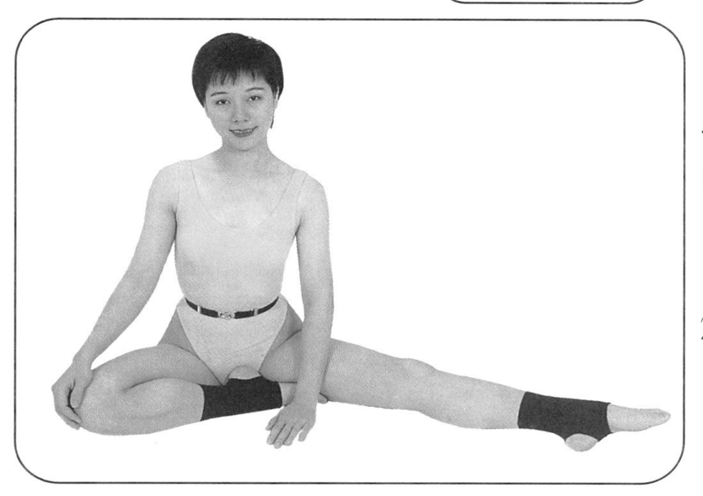

作法

1.坐正，雙腳伸直，做深呼吸。

2.吸氣兩腳左右分開，右腳彎曲，腳跟拉靠近身體，左手抓左腳尖，右手吸氣向上伸直，吐氣上身慢慢側彎，右手亦抓左腳尖，停留做深呼吸。

3.還原，換邊再做一次。

效果

意識力可集中在身體側面，去感覺身體由手臂側面一直到側腰之肌肉都拉緊了，可預防身材變型，腰圍粗大，有細腰之效。

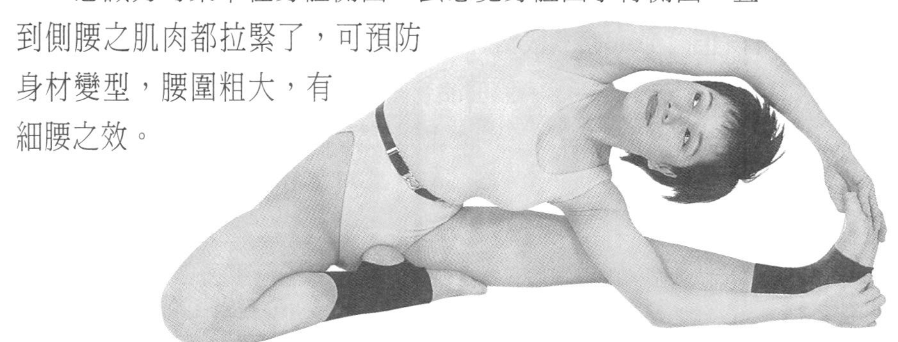

海狗式

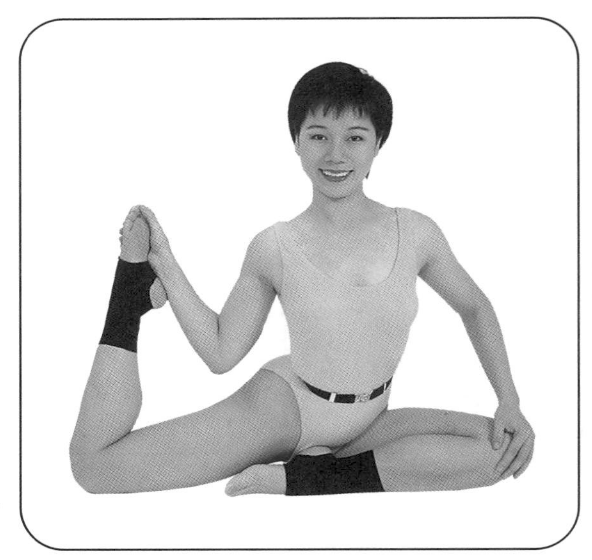

作法

1.坐正，做深呼吸。
2.兩腳彎曲，往左邊平放地上，使兩膝左右成一直線。
3.右手勾住右腳背。
4.左手往背後繞過脖子。
5.左右手在背後面相握，停留做深呼吸。
6.緩慢還原，換邊再做一次。

效果

初學者若無法雙手繞過脖子相互握，不必勉強，練習時意識力集中在腰部，可使腰纖細柔軟。

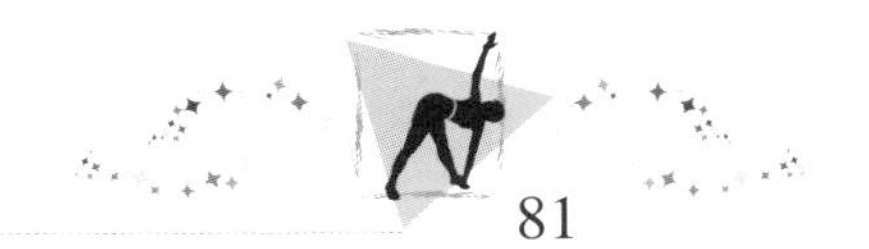

單腿V字式

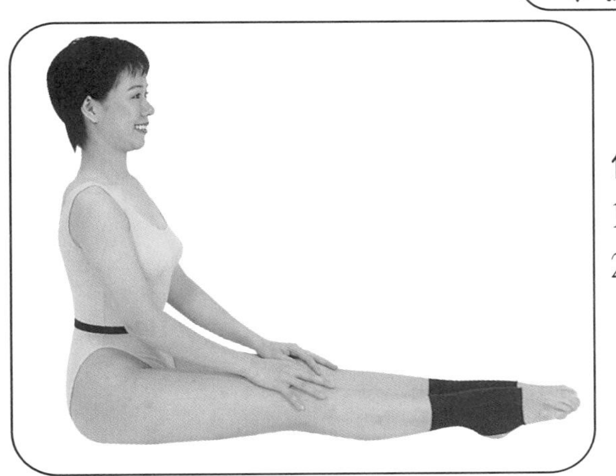

作法

1.坐正，做深呼吸。

2.身體稍向後傾斜，同時
　舉高右腳，兩手向前伸
　直，停留做深呼吸。

3.還原後換腳做。

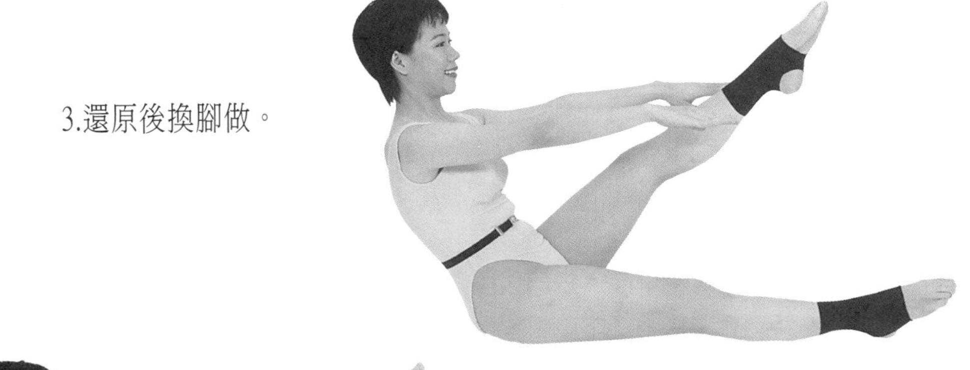

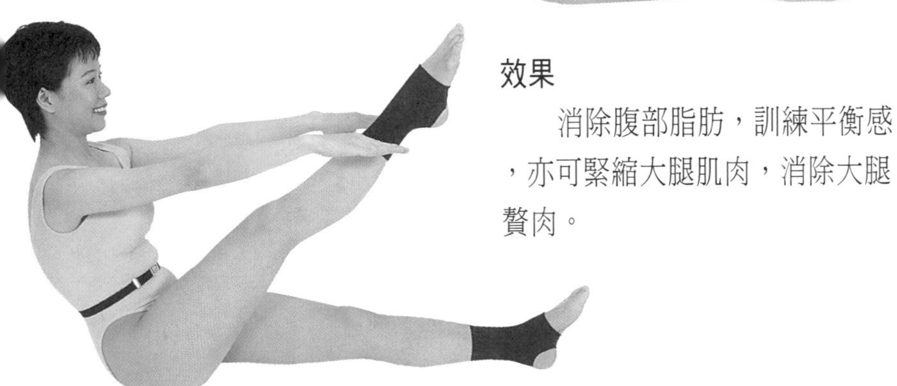

效果

　　消除腹部脂肪，訓練平衡感，亦可緊縮大腿肌肉，消除大腿贅肉。

翻騰魚式

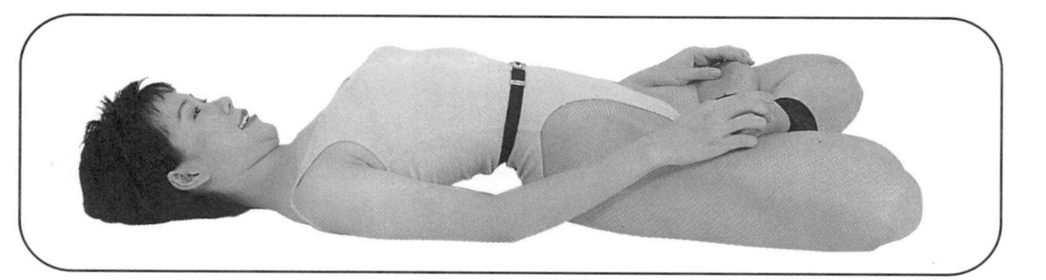

作法

1.先仰臥地上，用兩手幫忙把雙腿盤起。
2.先做深呼吸，一面用兩肘支撐身體，將胸部挺高，頭頂頂地上，儘量伸張頸部。
3.此時背部離地，胸部挺高，背部離地頭頂在地上，吸氣兩手握拳置身旁，並將雙腿離地只讓臀部頂地，停留做深呼吸。
4.緩慢還原。

效果

因擴胸、後仰可強化扁桃腺、甲狀腺和肺部，增加身體抵抗力，柔軟並美化頸部和肩部的肌肉，預防支氣管炎、氣喘和扁桃腺炎、消除腹部贅肉，增加腹肌力量。在練習過程中，初學者若雙腿無法盤起來，可將雙腿伸直後離地停留做深呼吸亦可，同樣有效，動作停留時，可將意識力集中在您想得到效果的地方，例如此姿勢要達到消除腹部贅肉的效果，意念即放腹部處。

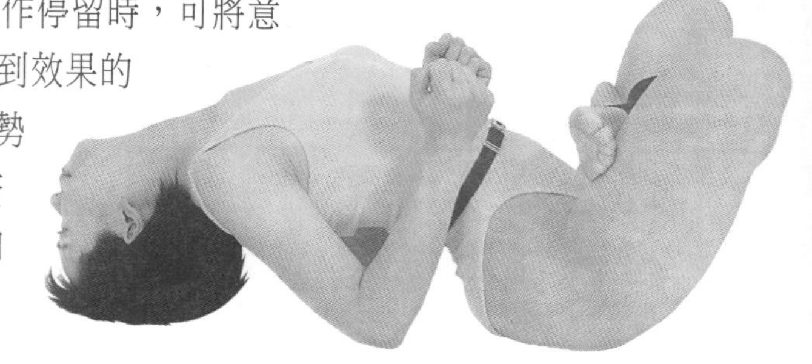

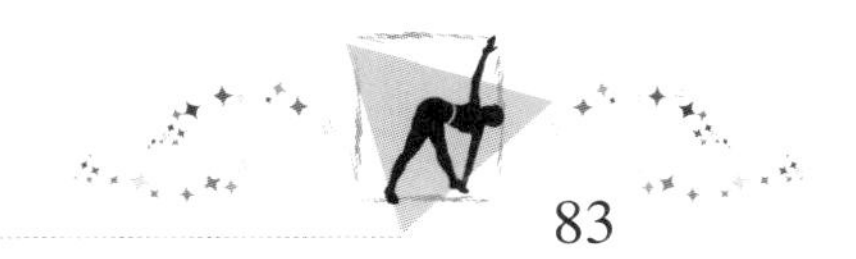

7.臀部：瘦臀、提臀

在一片豐胸計畫的廣告宣傳中，由A罩杯到D罩杯……您是不是忽略了對下半身臀部曲線的重視呢？窈窕的身材是由頭到腳全身性的計畫塑身，才能擁有一個均勻的魔鬼身材。臀部的鬆弛下垂另人看來身材就是屬偷懶型。下半身的肥胖，臀部的變形，任憑有再豐滿的雙峰，身材也無法風情萬種起來，因此臀部的曲線也是很重要的。

我們可藉由瑜伽體位法中的蹻式、貓式、舉腿式、方船式及小鳥式，來緊收臀部肌肉，消除多餘的臀部贅肉，達到瘦臀提臀，美化臀部曲線的功效。練習過程中，儘量的去緊收臀肌，直到臀部、大腿肌肉有緊實酸痛之感，效果會更好。

印象中，在漫畫的世界裡，漫畫家的筆中美女，個個是豐胸翹臀，婀娜多姿。窈窕的標準，臀部的曲線可少不了，別忽視要經常練習臀部動作來保持曲線哦！

蹻式

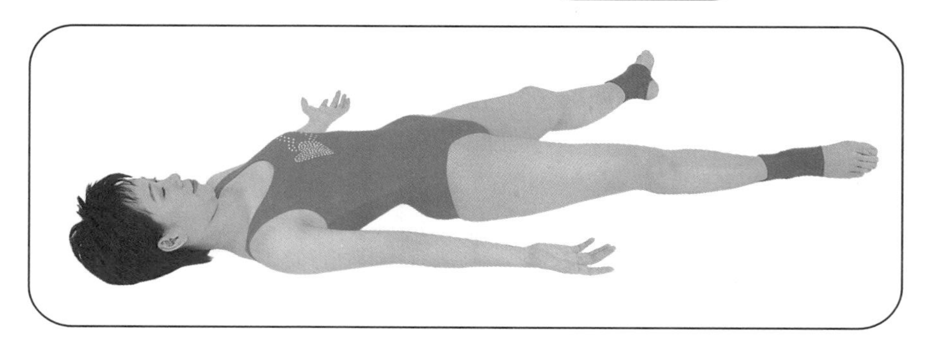

作法

1.平躺在地上。

2.吸氣雙腳彎曲雙手抓腳踝，臀部儘量提高，吐氣，雙手掌心置放於腰部撐住腰。

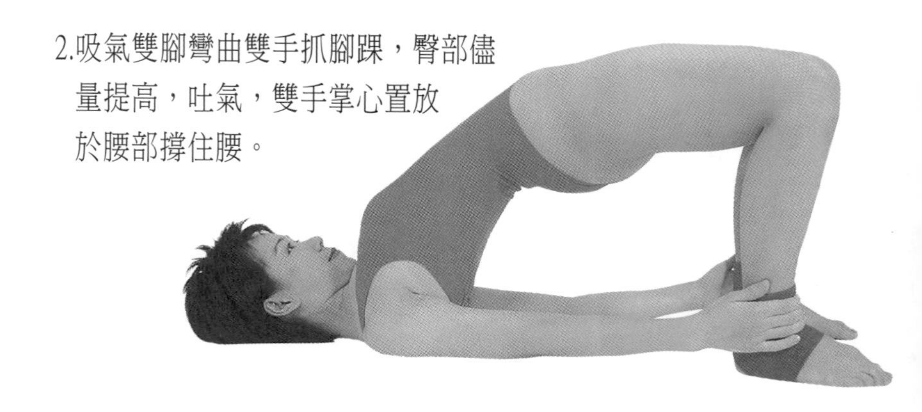

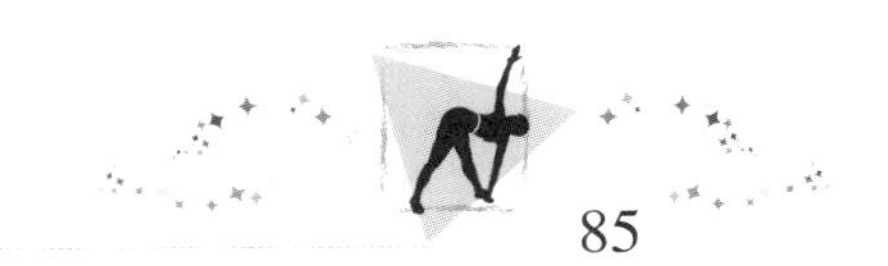

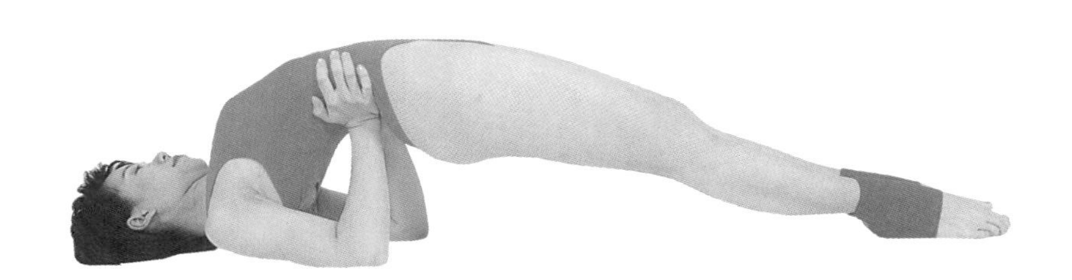

3.身體重心放雙手上，吸氣雙腳放鬆伸直，吐氣，臀部肛門收緊，停留作深呼吸。
4.雙手鬆開，身體慢慢還原，調息。

效果

可按摩腰部強化腰及腎臟功能，消除腹部、大腿、臀部贅肉，改善臀部下垂，美化臀部曲線。

舉腿貓式

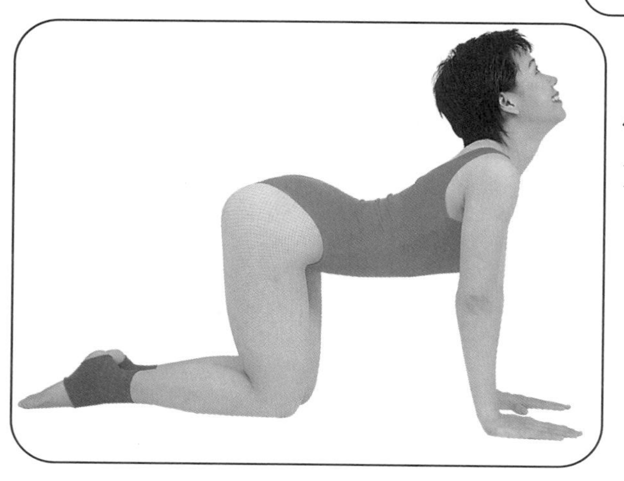

作法

1.兩膝跪立地上，雙膝並攏，雙手放於雙膝前方，做深呼吸。

2.吸氣，左腿慢慢舉高，舉到最高後，停留做深呼吸（膝蓋不可彎曲）。

3.緩慢還原，換左腳，再做一次。

效果

可消除臀部贅肉，預防臀部下垂，美化臀部線條，並可緊縮大腿肌肉，美化大腿臀部曲線。

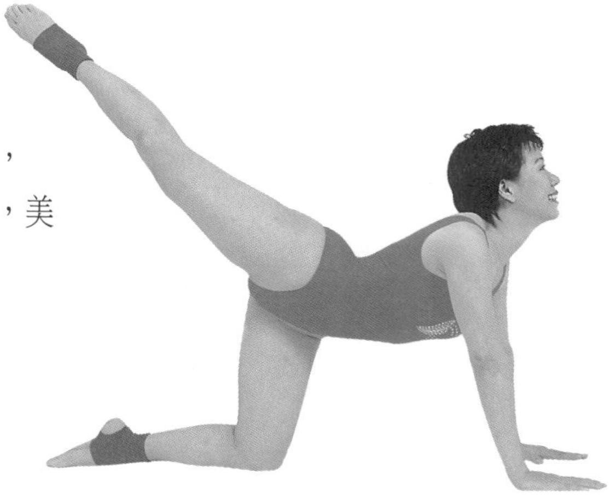

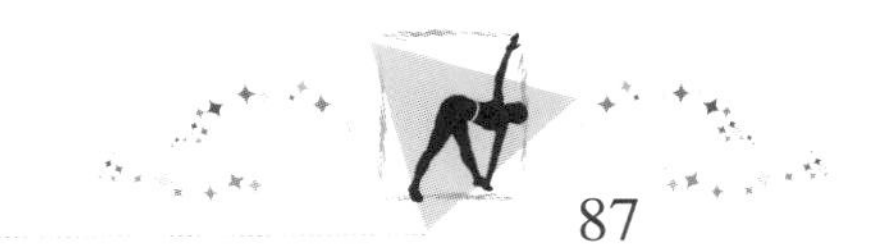

方船式

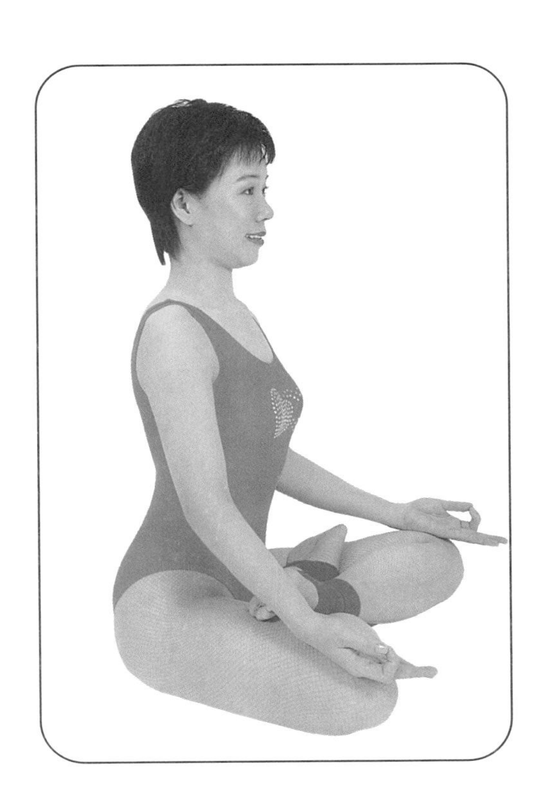

作法

1.坐正，行蓮花姿勢。

2.當身體往後半躺時，手肘同時著地，此時兩膝蓋離地。停留做深呼吸。

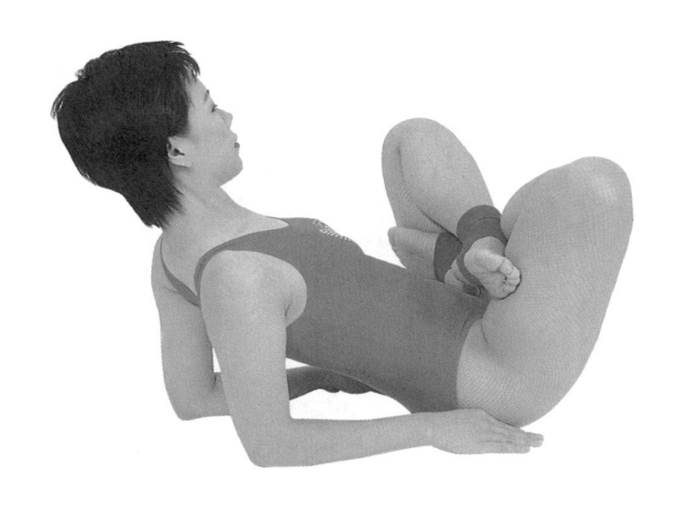

3.慢慢還原，調息。

效果

可刺激腸胃增強消化力及吸收力，矯正腳的歪曲姿勢，伸展腿部筋骨，並可細腿提臀，美化下半身線條。

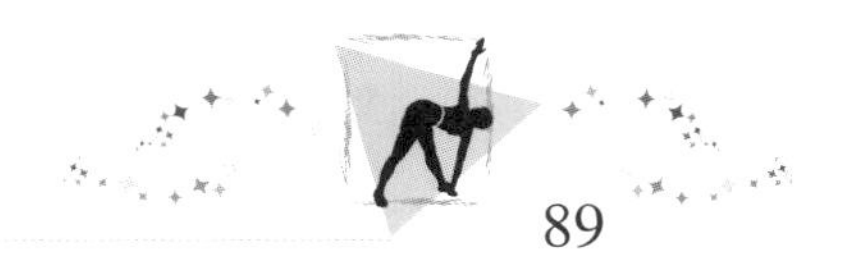

小鳥式

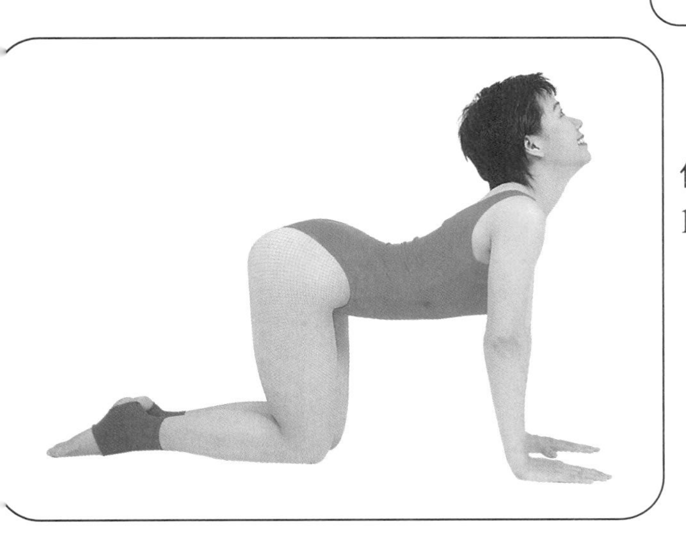

作法

1.兩膝跪在地上。

2.臀部提高，胸部貼地，兩手放在胸部兩旁。

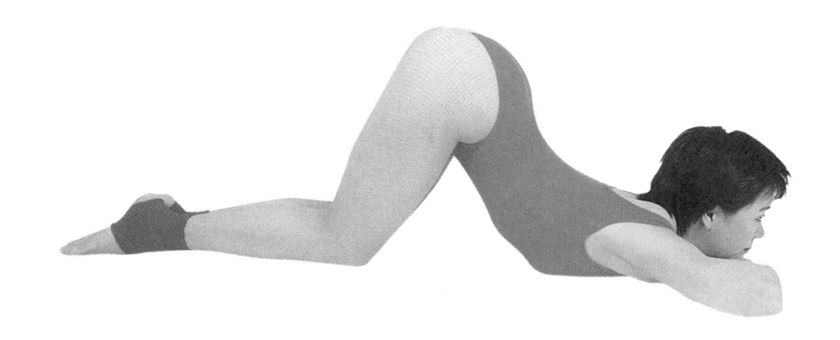

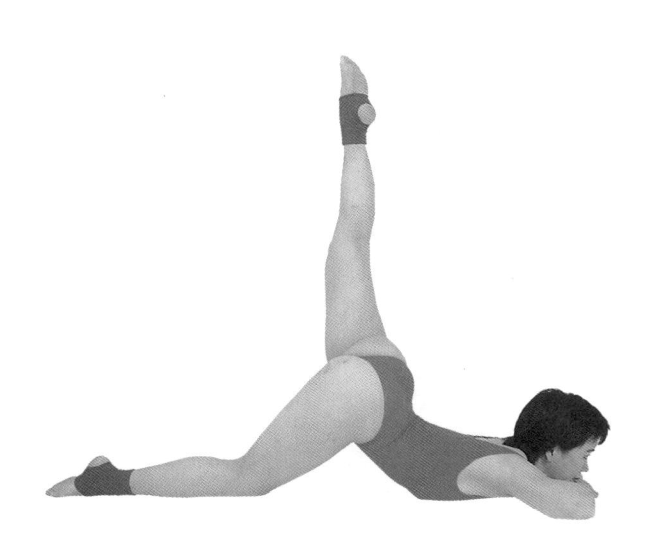

3.做深呼吸，吸氣，將右腳慢慢往上提，提到最高，膝蓋保持伸直，停留做深呼吸。

4.緩慢還原再換左腳做。

效果

可促進肝、腎機能，柔軟腰部，消除大腿贅肉及臀部贅肉，可塑造臀部的曲線，達提臀、美臀之功效並可促進胃腸機能，預防臀部鬆弛下垂。

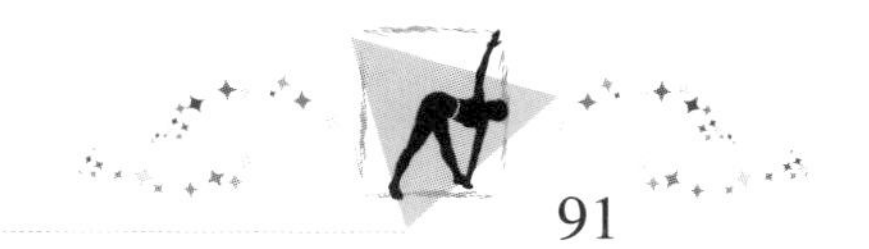

8.腿部：大腿、小腿、增高、改善腿型

愛美是人的天性，下半身修長，更是每個人追求的目標，一般東方女孩，腿部，總感到既不修長，亦不均勻。不是蘿蔔腿，就是鳥仔腳，或是京華肥腿，嘆息之餘，請別氣餒。

多加強練習腿部伸展的動作，除可修長您雙腿線條外，更可增加腿筋彈性，預防坐骨神經酸痛，及改善腿型的不雅如O型腿，並可增高。練習時，要儘量將意識力集中在腿部被伸展的部位，去感覺拉緊及伸展，初學者剛開始練習也許腿筋很容易疲累，不必操之過急，每個腿部動作，做到腿筋伸展到緊即可，不勉強，效果也就自然產生了。

按部就班，順其自然，一段時日的練習，即會發覺腿變修長了，窈窕的雙腿不再擔心夏天的來臨及迷你裙的流行了。切記！練習腿筋伸展動作，順其自然切勿為達某一個姿勢而勉強為之造成傷害哦！

雙腳V字形式

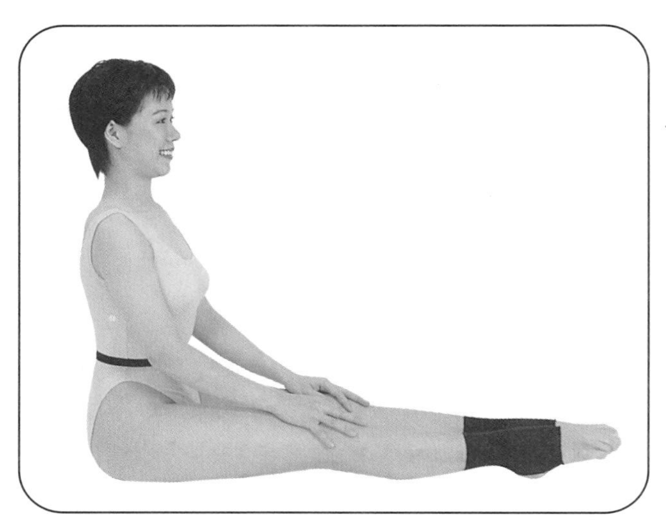

作法

1.坐正。

2.身體稍向後傾斜，同時舉高雙腿，兩手向前伸直，停留做深呼吸。

3.還原後放鬆調息。

效果

消除腹部脂肪，緊縮大腿肌肉，消除大腿多餘贅肉，訓練平衡感，及集中力。

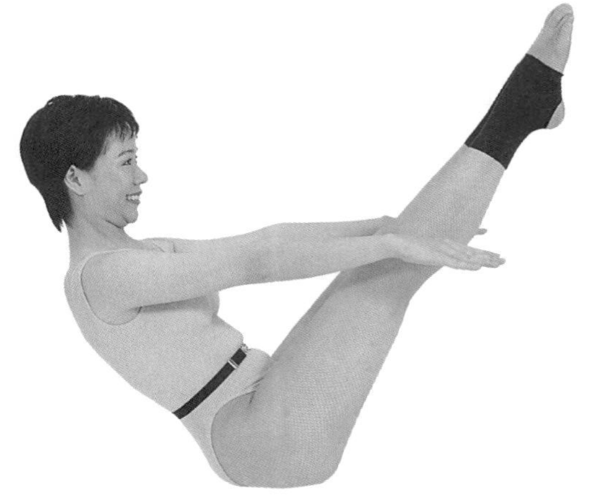

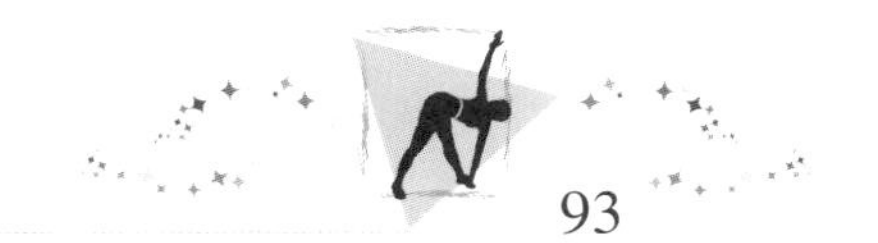

身印式

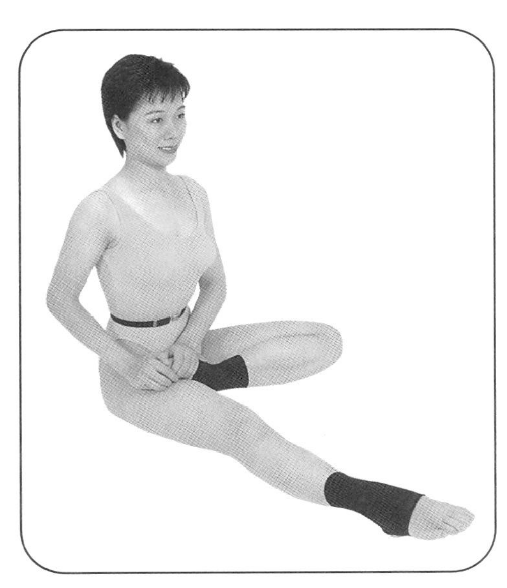

作法

1.兩腳伸直坐正。
2.左腳彎曲放在右大腿上面。
3.伸直背椎，吸氣向前彎下吐氣，兩手抓右腳。
4.停留數十秒，做深呼吸。
5.還原後換腳做。

效果

可徹底伸展開腿筋，修長腿部線條，改善腿型，並可預防便秘、坐骨神經痛及腿部風濕痛，強化胃腸機能。

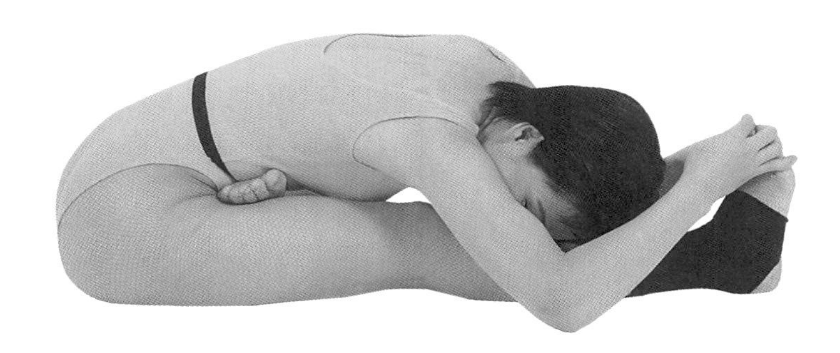

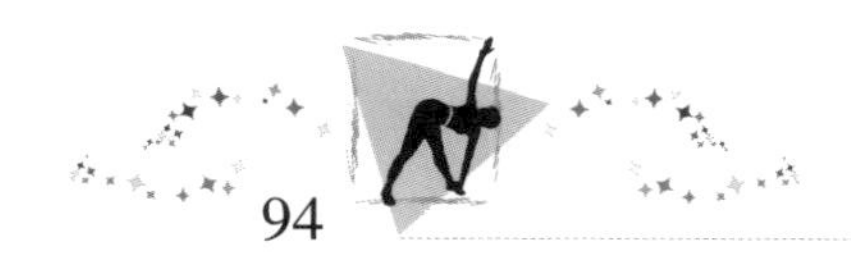

蝠鼠式

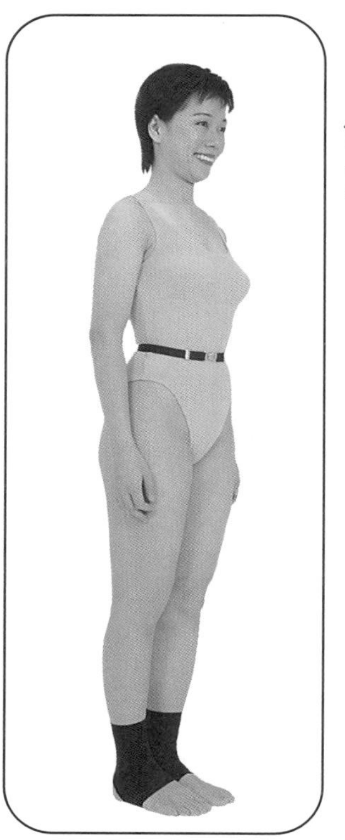

作法

1.先站正，將兩腿分開。

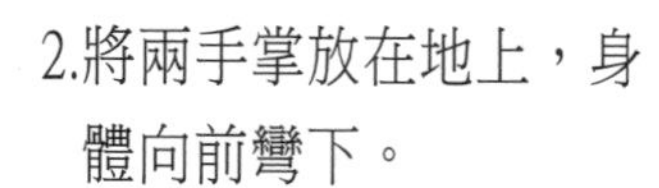

2.將兩手掌放在地上，身體向前彎下。

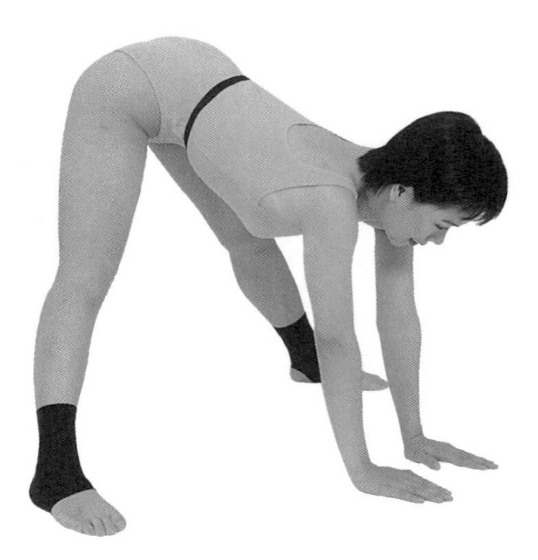

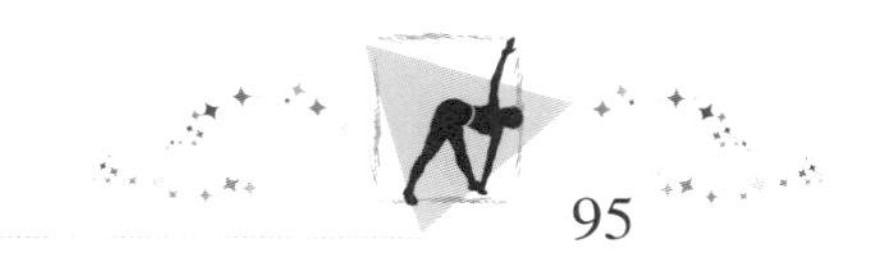

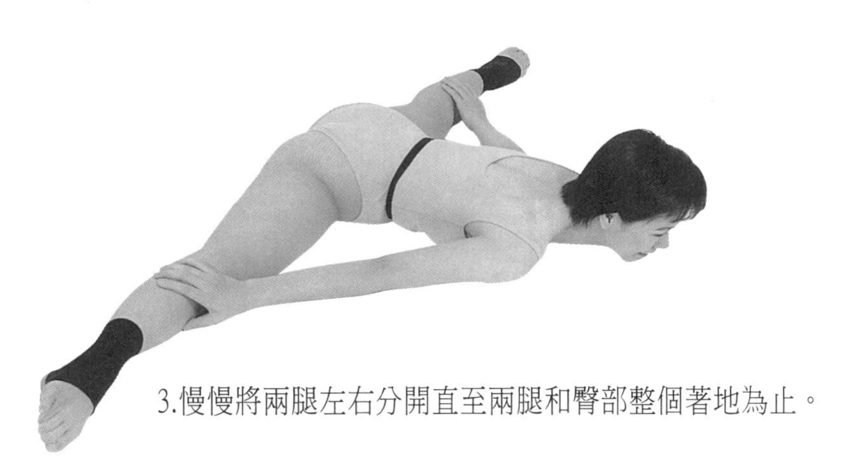

3.慢慢將兩腿左右分開直至兩腿和臀部整個著地為止。

4.吸氣之後，慢慢將身體向前面地上趴下，直至上半身全部貼地，並將兩手抓住兩腳，做深呼吸。

5.還原後請按摩兩腿。

效果

美化小腿、大腿線條，改善腿型、矯正O型腿，並可消除大腿內側贅肉，促進骨盤彈性，增強性能力，柔軟腰部，且可預防低血壓。

踩單車式

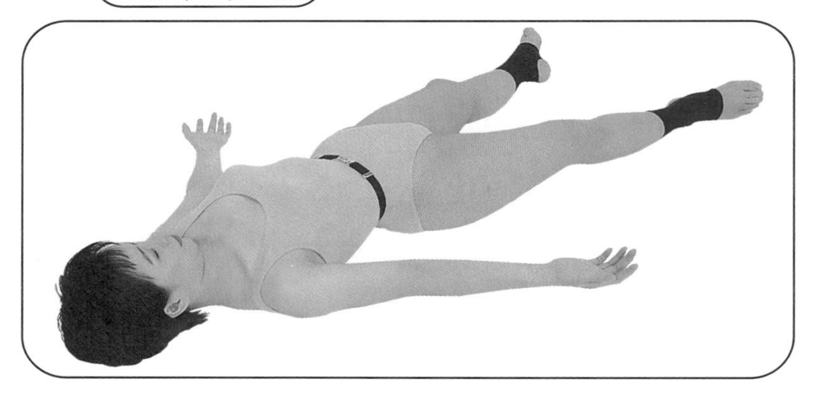

作法

1.平躺地上。
2.吸氣，雙腳離地朝向天花板，吐氣。
3.吸氣，臀部離開地板，雙手撐住腰，將身體重心放在雙手上，停留做深呼吸，並配合有節奏的呼吸，雙腳踩腳踏車方式上下踩動。
4.緩慢還原，調息。

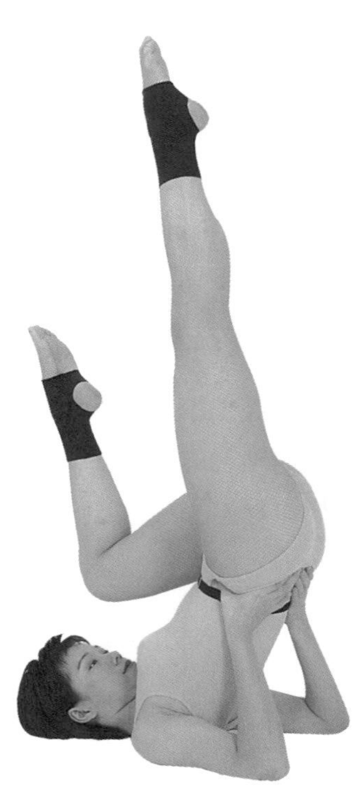

效果

可預防內臟下垂，美化腿部線條，消除大腿贅肉，促進血液循環，永保青春。

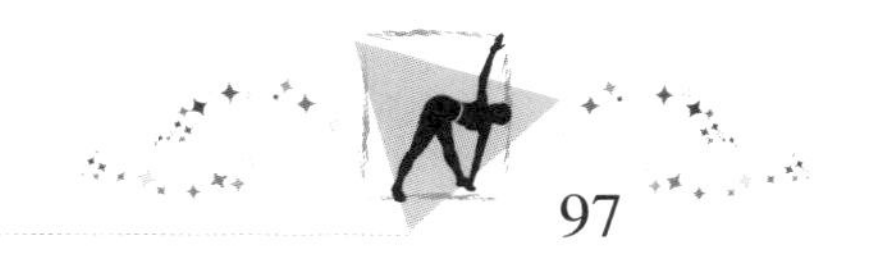

9.增胖：強化消化與吸收功能

台灣是個美食王國，煎炒煮炸令人垂涎三尺，叫人無法抗拒。也因過度豐盛的餐飲造成肥胖，甚至過多油膩的食物及經過精細加工不天然的美食，加上缺乏運動，可能除了肥胖外也易造成病源宿主十足所謂虛胖，對健康毫無助益。又也有些人在美食之下，身材依然瘦，雖然怎麼吃，也依然胖不起來。不胖，除體質外，胃腸的功能亦有失調，當然也可能因情緒壓力，引起的食慾不振……等現象。胖子有煩惱，總是分分秒秒想減肥而見到美食又難以拒絕，吃了再減，常一頓餓，一頓飽的把胃腸弄壞了，把吸收功能也弄亂了。瘦子也有煩惱您相信嗎？他們常為自己不夠豐腴而暴飲暴食……將胃腸也折騰得變不正常。

對想減肥或增胖的朋友來說，尤其是增胖的人，一定要徹底的練習瑜伽，尤其瑜伽中的魚變化式、吉祥式、弓式、單腳蝗蟲式、貓式，可以促進胃腸的蠕動，使消化腺趨於平衡，可以增加黏膜的血液供給，而強化胃腸，強化消化能力與吸收功能，使胃腸工作正常去除多餘的脂肪廢物，留下有益健康的原力。每個動作並配合呼吸法來練習，深長緩的呼吸有助於情緒的平穩及消除壓力、增進食慾，想增胖的朋友不妨試試哦！

不管想減肥或增胖，想要擁有美好的曲線與健康的心身，最重要的還是要有耐心與毅力，及建立正確的飲食習慣並保持每天幾分鐘的鍛練，來強化胃腸消化與吸收功能，那麼窈窕美麗、健康不需多餘的包裝，你即成為人群注目的焦點。

魚變化式

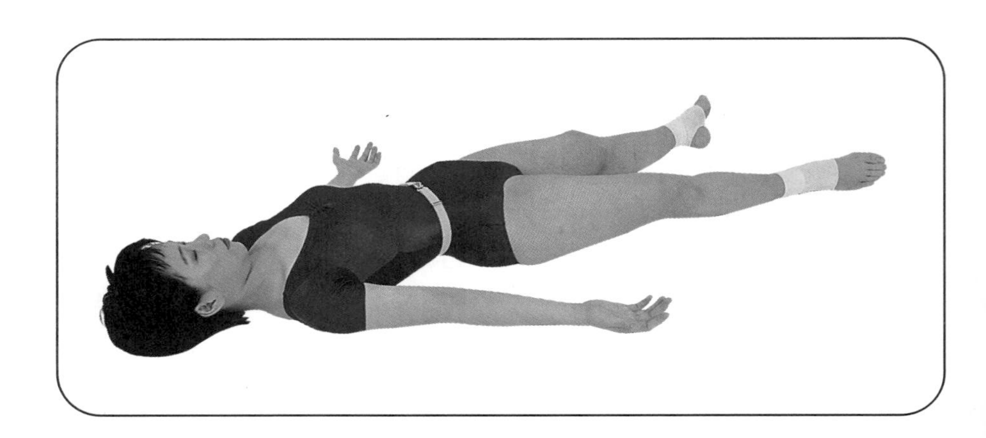

作法

1.平躺地上，調息。

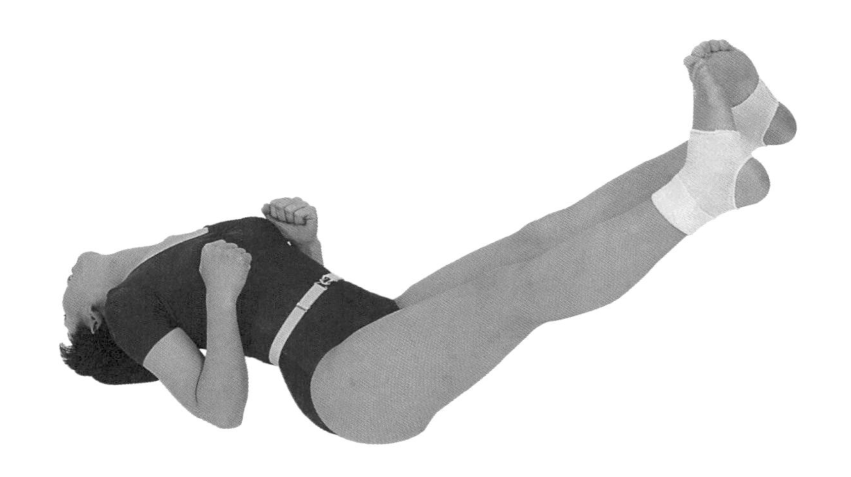

2.吸氣用手肘頂地，吐氣胸部向上頂起，頭後仰，讓頭頂頂地（背部是懸空的）。
3.吸氣，雙腳離地，膝蓋一定要伸直，吐氣使腳跟左右打開，腳尖相碰，停留做深呼吸。
4.緩慢還原。調息。

效果

因頭頂地可按摩到頭頂，有清新頭腦之效，強化腰脊，預防扁桃腺炎、強化氣管，也因腳尖之姿勢可增加骨盤彈性，增加消化與吸收的能力。

吉祥式

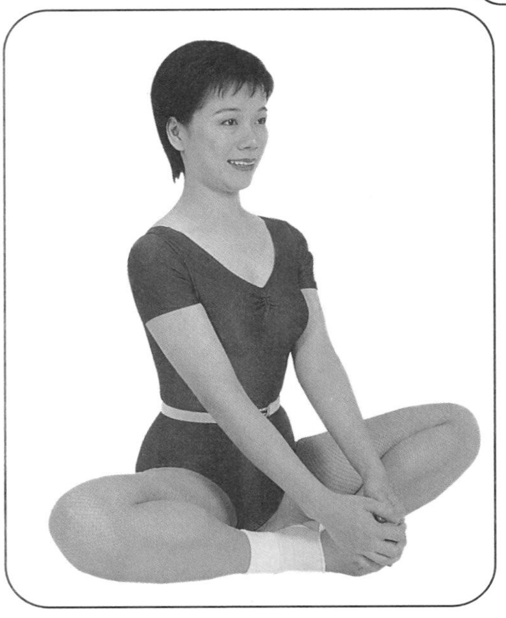

作法

1坐正。
2.兩腳彎曲，腳板碰腳板。
3.吸氣後，身體慢慢向前彎下使其儘量接近地板，停留做深呼吸。
4.緩慢還原。

效果

強化性腺，消除腿部內側贅肉，使腳關節柔軟健壯，調整骨盤位置，增加消化能力，及提高吸收力。

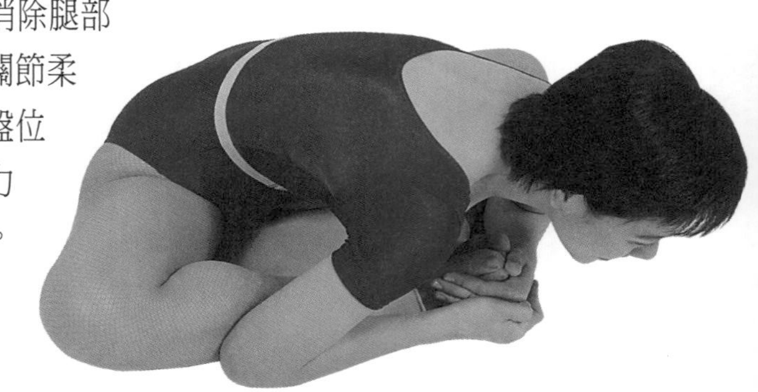

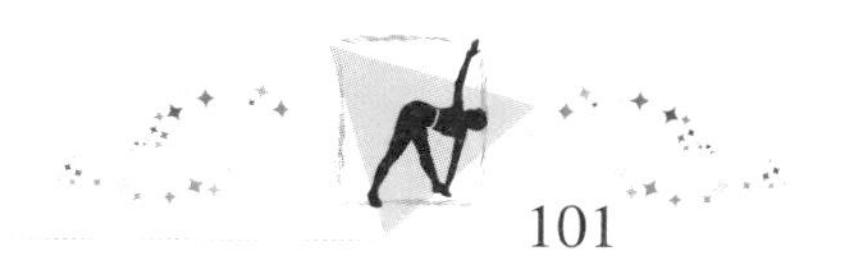

弓式

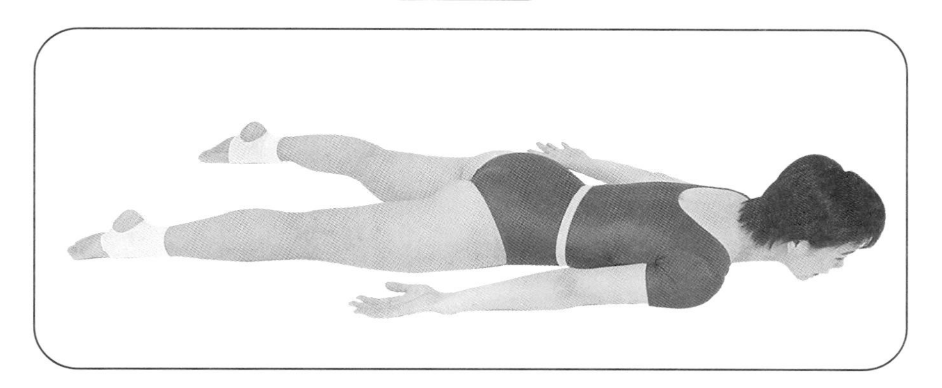

作法

1.趴在地上。

2.兩手分別抓住兩腳，調息。

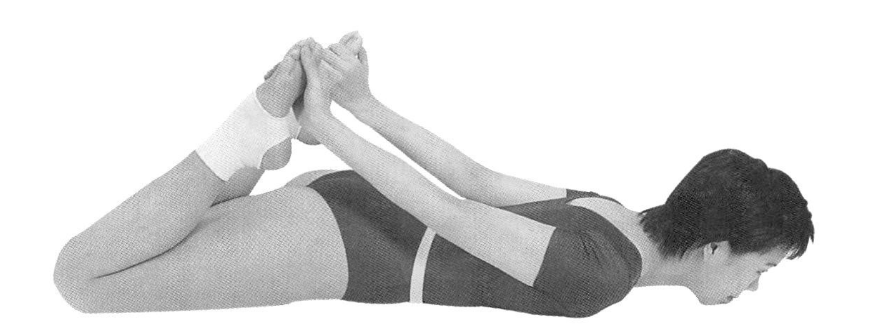

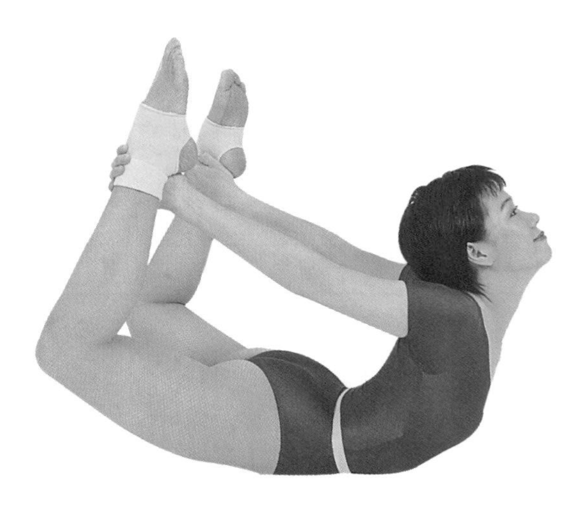

3.先吸氣，再將上半身和兩腿提高，離開地板。停留，做深呼吸 。

4.緩慢還原放鬆。調息。

效果

有刺激脊椎和中樞神經的功效，矯正背椎的不正，促進內分泌平衡。伸展腹部，有益胃腸的蠕動，增加消化與吸收功能，消除腹部脂肪，預防女性月經失調。

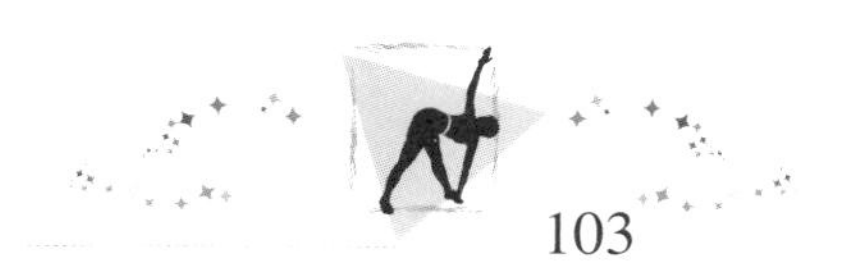

單腳蝗蟲式

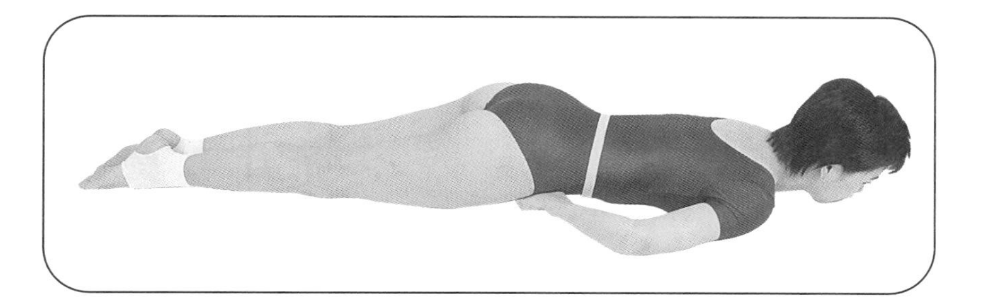

作法

1.俯臥。

2.兩手向下伸直，兩腳並攏伸直，下額貼地。先做深呼吸。

3.一面吸氣，一面將右腳舉高，停留做深呼吸數十秒。

4.還原之後，再換左腳做。

效果

可調整肝、腎、胰各內臟之功能，健肺、預防腰痛、慢性胃腸病以及便秘，並可強化消化與吸收功能，此式並因刺激大腿、臀部，因此可以緊縮大腿肌肉。

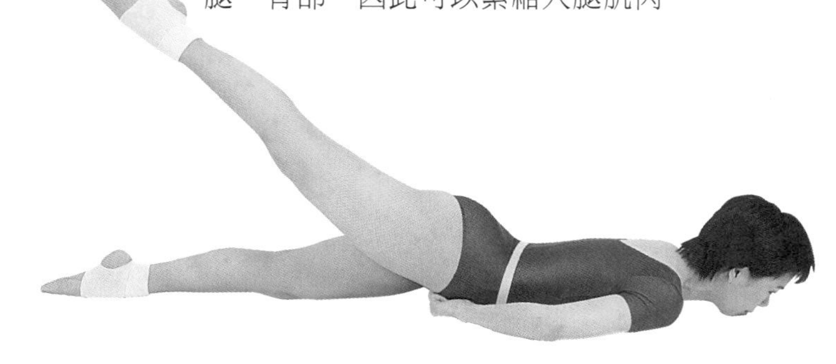

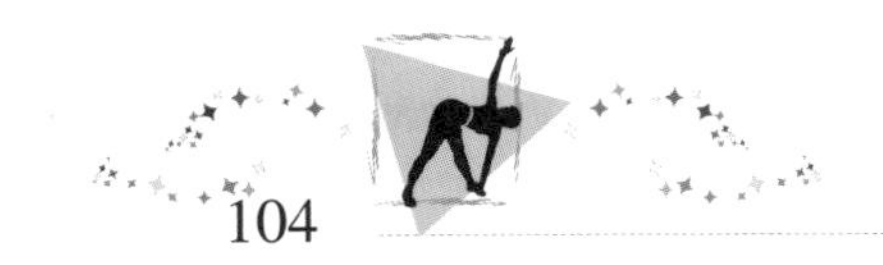

貓式

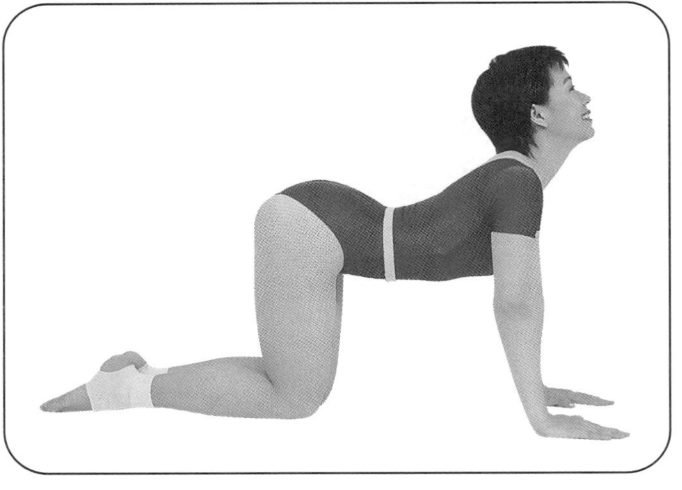

作法

1.跪正，臀部和膝蓋成垂直。
2.兩手放在膝蓋的前方，手掌和膝蓋成平行。
3.臉部朝上，放下腰，提高臀部停留做深呼吸。
4.下巴內縮，背部弓高，停留做深呼吸。
5.還原，調息。

效果

可強化消化與吸收功能，增加脊椎的彈性，柔軟肩膀及腰部，亦可預防腰酸背痛，增強性能力。

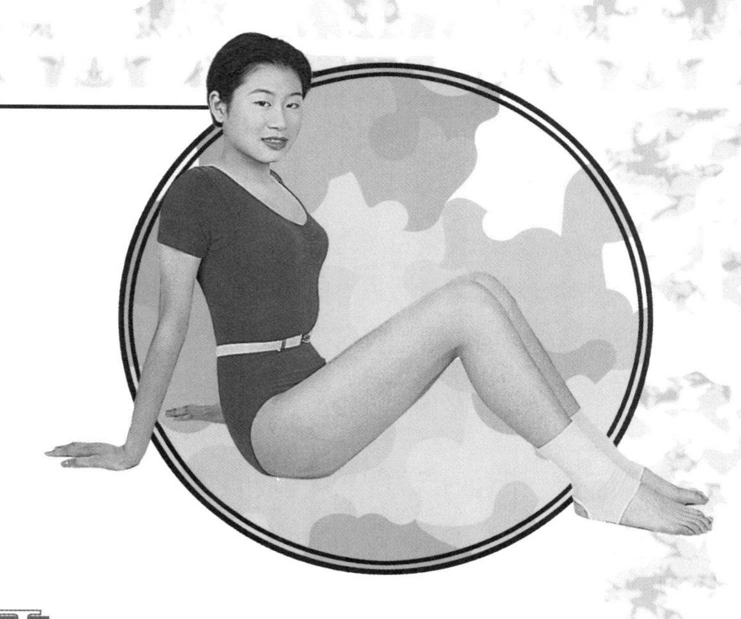

III 養生篇

1.增強免疫力

瑜伽近年發展頗受矚目，這種藉由柔和動作，深呼吸配合下及緩慢的伸展，細細琢磨身體每一個部位，並使身心充分結合的健康術，已被許多學習者證實，具有很大效益及安全性。且在運動場所難覓的環境下，瑜伽確實是一種經濟實惠又不假外求的現代健身術。

整體而言，瑜伽的目的是讓人類的身體及心靈取得平衡，減少疾病的發生，增強免疫力。然而瑜伽的效果並不囿限在促進體內血液循環順暢、新陳代謝活絡、各器官機能提高的同時，一些不正常現象如肥胖、注意力不集中、易感緊張、疲勞的狀況也將隨之消失。您很難想像瑜伽有這麼大的魔力，對不對？事實上它的魔力還不只如此，根據學員的體驗，瑜伽不但有去病的功效，同時還能減肥、美容、防皺、防止老化、增強免疫力、抗抵力，改善體質之功效。

瑜伽的練習柔和漸進，簡而易學，適合各種年齡層來參與，每個人所追求的目標有所不同，但保有健康的身體，卻是一致。朋友趁早學習吧！希望瑜伽能帶給您健康，同時締造幸福、美滿的人生。

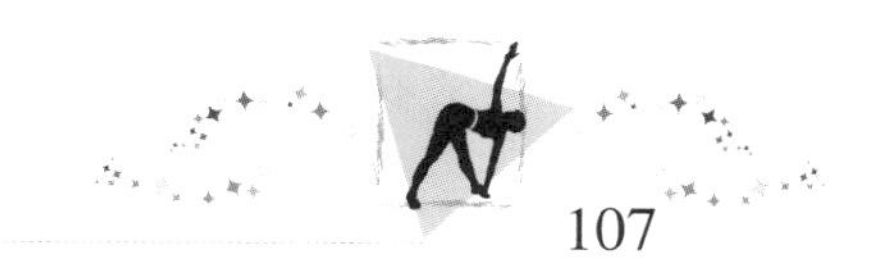

水瓶式

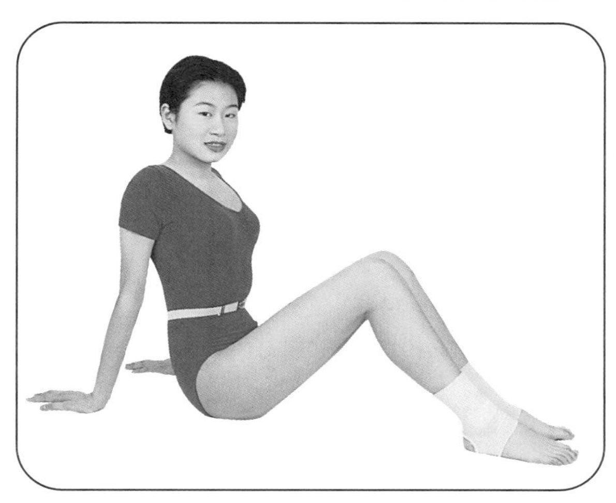

作法

1.坐正，雙膝彎曲，調息。

2.雙手於胸前合掌，吸氣上身轉向左側，用右手肘頂著左大腿，吐氣，上身儘量左轉，停留做深呼吸。

3.緩慢還原，換邊再做一次。

效果

可扭轉到腰部，強化腰脊，並可按摩腹部，防便秘可細腰，消除腹部、腰部贅肉，也因此動作可扭轉背脊骨，按摩全身增加免疫力。

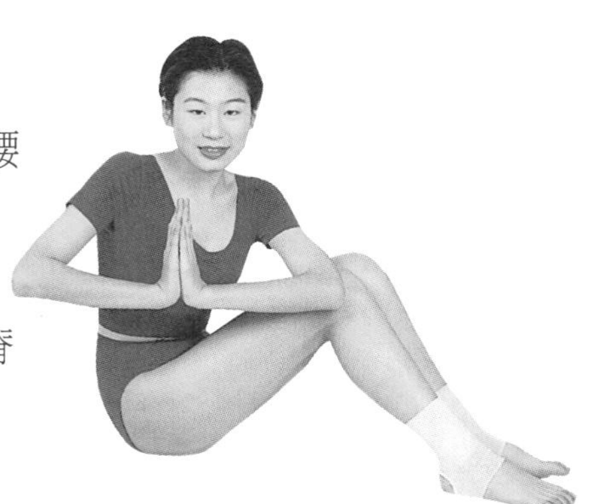

三角式

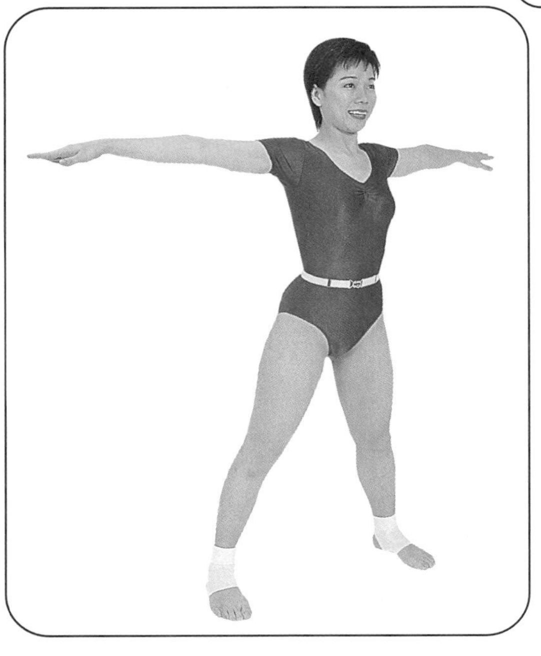

作法

1.站立，兩腳打開比肩還寬，雙手左右打開。

2.吸氣，上身向左側，左手抓左腳，吐氣頭看右手停留，調息。

3.右手向左外側，伸展，直到感到手臂伸展到緊，停留，調息。

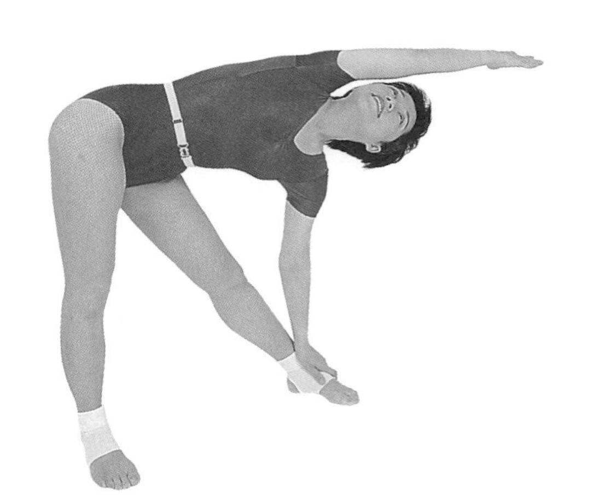

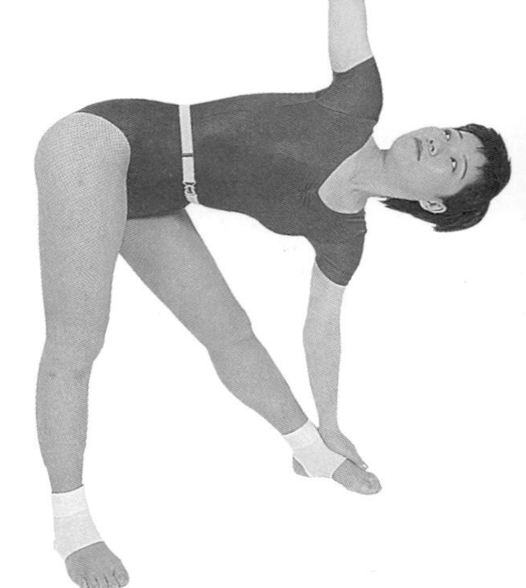

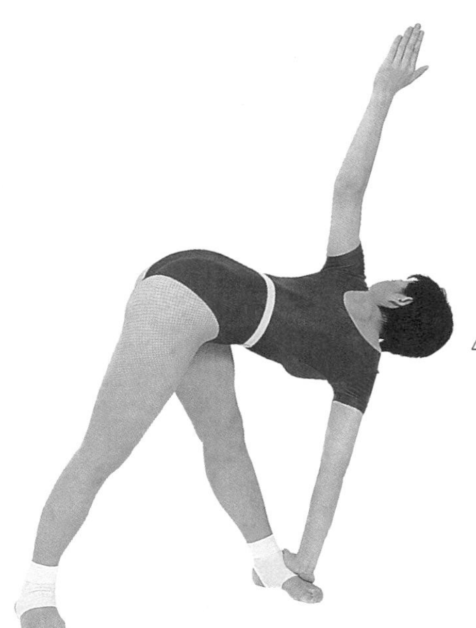

4.吸氣，換右手抓左腳，左手朝上，停留調息。

5.緩慢還原換邊再做一次。

效果

此動作可徹底柔軟上半身，及伸展手臂、大腿，因此可改善身材，使體態窈窕，並可促進血液循環，增加身體抵抗力及免疫力。

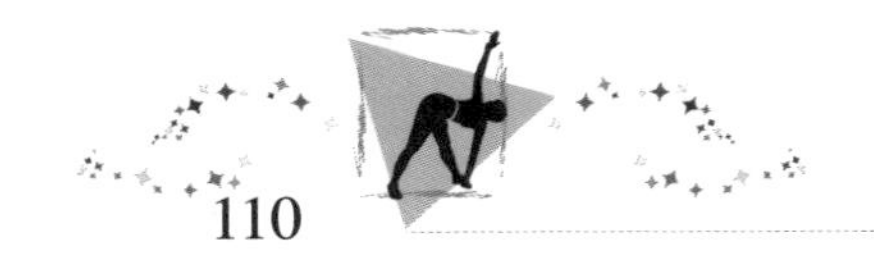

獅子式

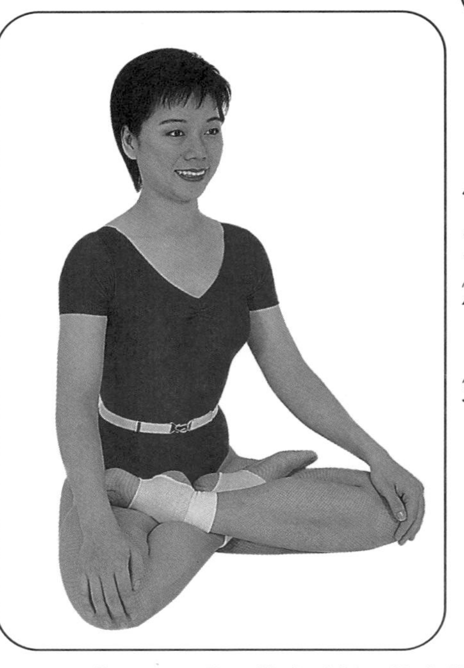

作法

1.以蓮花坐姿，雙腿盤坐。
2.雙手放於膝蓋前方，吸氣抬起臀部，使用雙膝支撐。
3.以盤著腿的方式，下陷腰部，上半身向前，下腹部則將近貼到地板，調息。
4.收下巴，臉孔做成（獅子的姿勢）。睜大眼睛，吐氣，儘量伸出舌頭。
5.吐完氣，收舌頭，從鼻孔吸氣。

效果

可增強免疫力，及預防扁桃炎、咽頭炎，預防感冒。

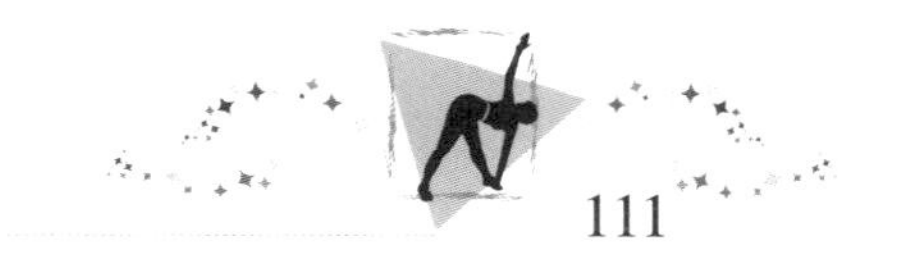

翹板式

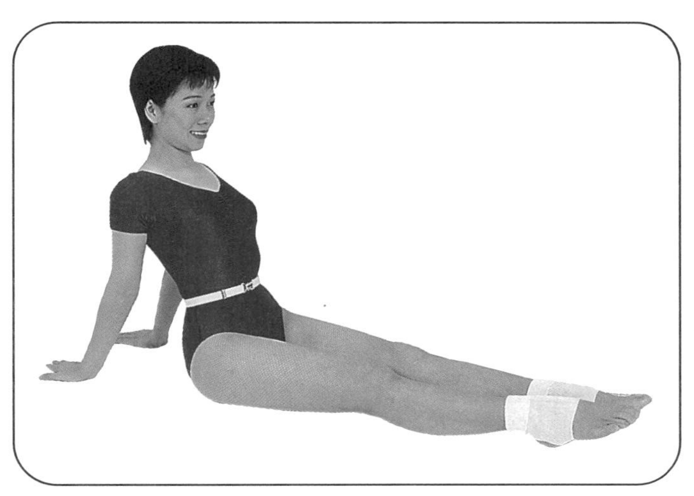

作法

1.坐正雙腳並攏伸直。

2.雙手放臀部後方。

3.吸氣上身挺起，視線看著腳尖，臀部用力夾緊收緊肛門，停留做深呼吸。

4.緩慢還原，調息。

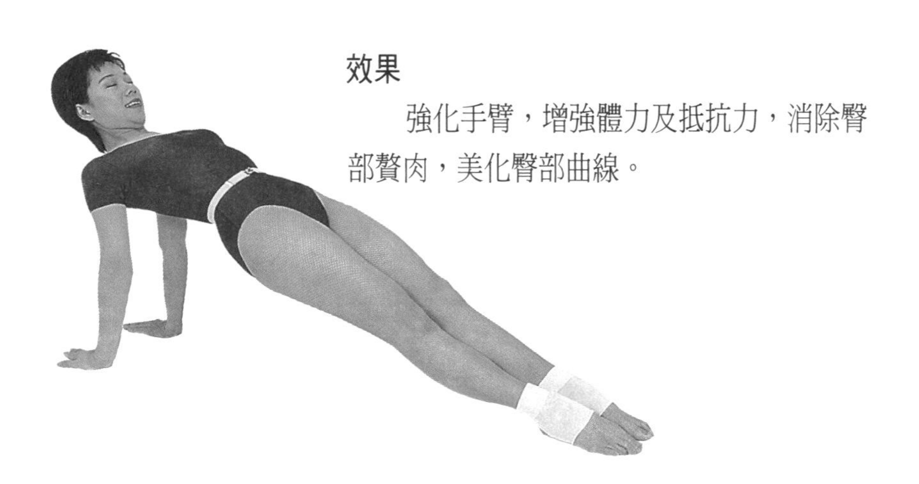

效果

強化手臂，增強體力及抵抗力，消除臀部贅肉，美化臀部曲線。

駝駱式

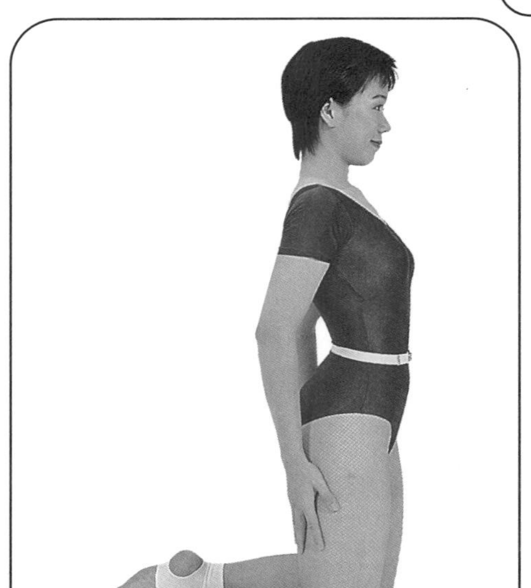

作法

1.兩腳稍微張開，跪正。

2.兩手抓兩腳跟，做深呼吸。

3.吸氣後再後仰，腰部儘量挺出。

4.停留數十秒。

效果

矯正彎腰駝背的不正常姿勢，並可預防肩、腰酸痛，強化肝、腎臟機能，預防便秘及氣管炎、扁桃腺炎，增強免疫力，改善體質。

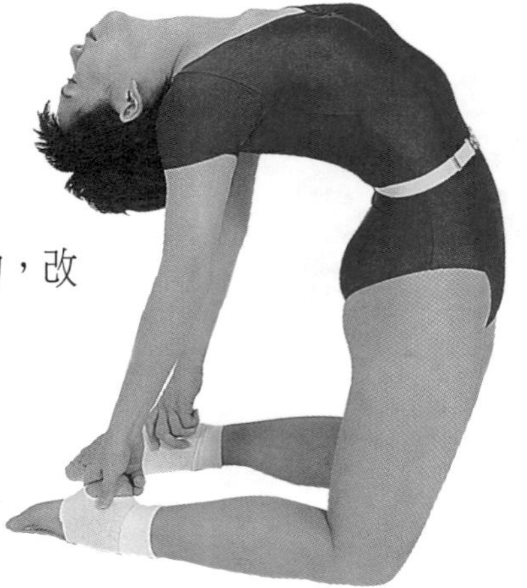

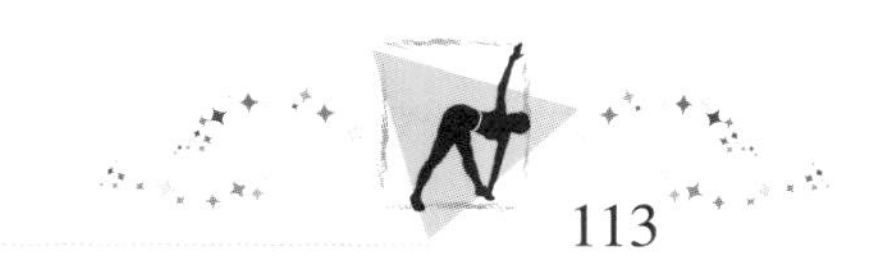

2.強化內臟功能：心臟、肺臟、胃部

如果您已年逾25歲，而且疏於活動筋骨，那麼進行適量的運動，是刻不容緩的，因為進入25歲後，我們人體外表的肌膚、內部的腑臟器官，均慢慢開始在您不注意保養與保健的情況下走下坡了，當然在這個時候，可能身體狀況，精神狀況看來都是健健康康、神采飛揚，也正因如此，更易令人忽視保養自己。在此特別強調，每個人都等到有了病痛，才開始重視保養或醫治，那已是緩不濟急了。我們應隨時擁有預防與保健的正確觀念，當身體發出任何不適的警訊時，可別忽視它，應更戰戰兢兢的去重視身體退化的現象，因此建議要隨時隨地不管任何年齡，養成一個保健與預防疾病的好習慣。

今日的保養與預防，卻是明日健康活力的儲存。談到心肺功能，有誰能否認其重要性所占之比率，車子到一年限，都需要定期保養與維修，更何況吃五穀雜糧的人類，若平時不加以保健，又怎麼可能擁有健康呢？欲加強心肺功能，瑜伽體位法中的輪式、肩立式、犛鋤式，對強化心肺有強效外，對全身內臟的按摩與促進血液循環亦有幫助，更可增進體力改善。

輪式

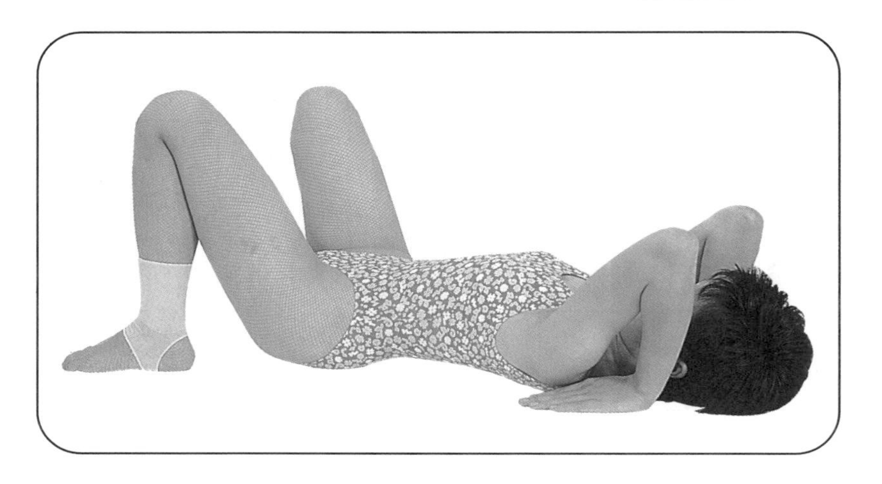

作法

1.仰臥地上，彎曲手肘將兩手反掌平放於兩耳旁。

2.彎曲膝蓋，將頭縮進，頭頂地上 。
3.吸氣後，雙手雙腳用力撐，胸部和腰部懸空而起，使其成車輪狀吐氣。
4.停留時間因人而異。不必勉強。緩慢練習。

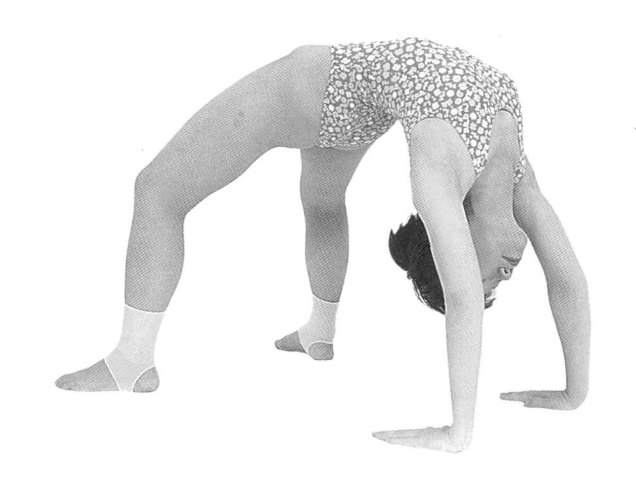

效果

可預防便秘，消除腹部贅肉，因後仰可使脊椎富有彈性，強化手腳機能，強化甲狀腺、氣管機能，按摩胃腸，增加心肺功能。

肩立式

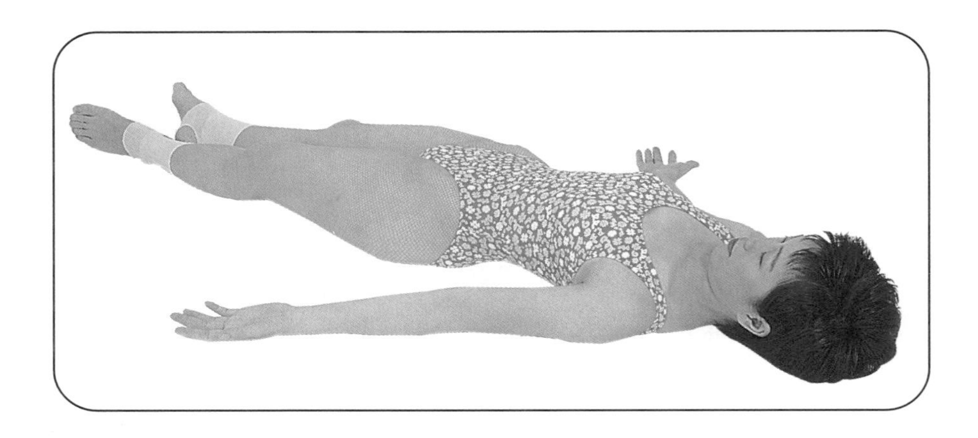

作法

1.仰臥地上，兩腳並攏。

2.慢慢將兩腳、臀部、背部舉起，腳尖朝上。

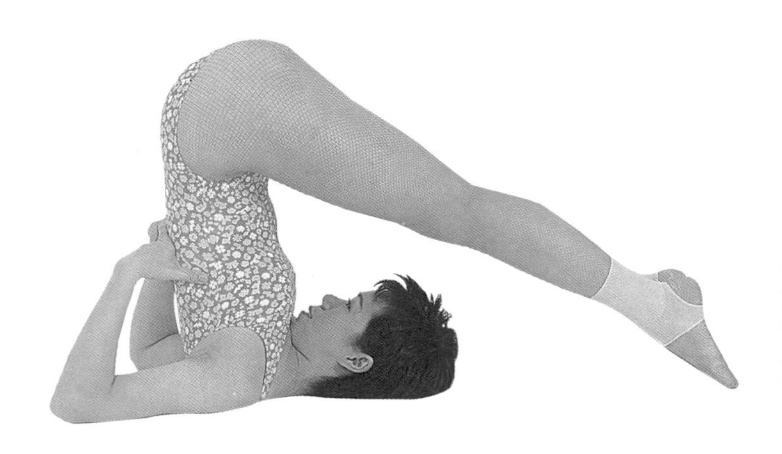

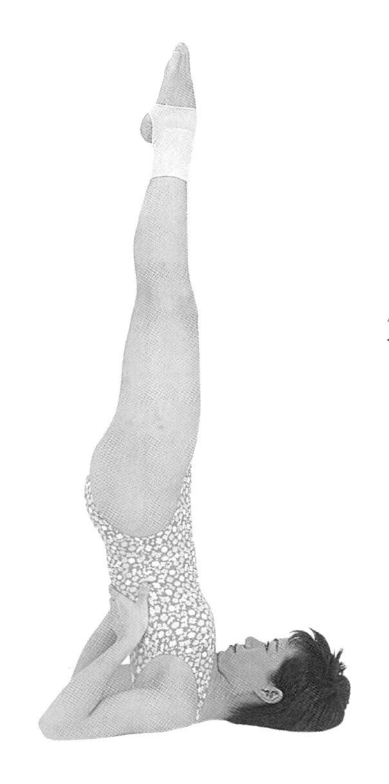

3.再慢慢將姿勢調整至整個身體重量全落在肩上，使身體和脖子成垂直狀態。

效果

促進新陳代謝，可防內臟下垂，也因全身每個部位均運動到，可使體內所有神經受到鍛鍊，強化內臟機能，促進甲狀腺分泌平衡，並能供給大量血液給脊椎神經。

犂鋤式

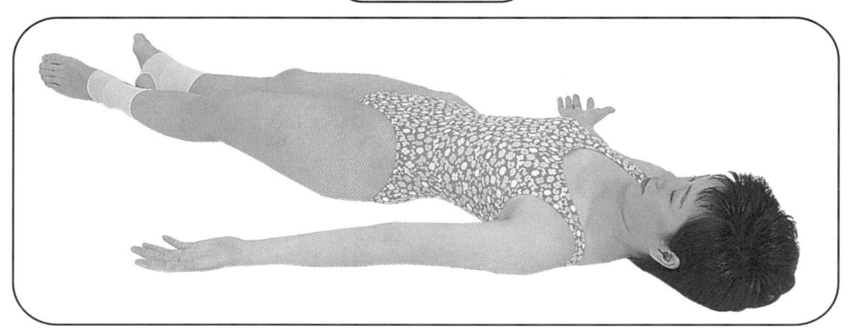

作法

1.先仰臥地上。

2.兩腳伸直併攏。

3.做深呼吸，慢慢抬高兩腳，接著臀部也跟著離地，同時兩手平放在地上。

4.將兩腿越過頭部，兩腳尖碰地，保持數十秒。

5.緩慢還原，調息。

效果

可預防坐骨神經痛，調整腹部器官，使背椎獲得血液供給，故可消除腰酸背痛，強化身體內臟，並由於頸部及腰椎受到強烈刺激，可使甲狀腺分泌傾於平衡，及使上腿肌肉及背部肌得到適當的伸展，能避免跑步時肌肉拉傷。

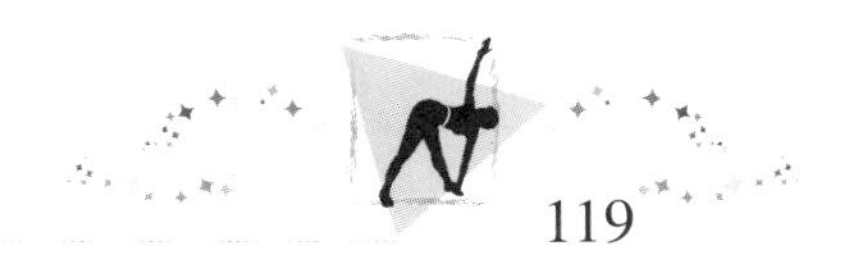

3.預防老化

花謝了，有再開的時候，太陽下山明日依舊會再回來，可是可以肯定的是，青春一去不復返。返老還童只不過是一安慰字眼，如何讓青春留住，不要老化卻是我們共同引頸企盼的。瑜伽天地裡的老師青春美麗我不敢講，但留住青春我有自信，皆因拜賜於瑜伽練習所帶來的效果！

您很難想像瑜伽有這麼大的魔力。事實上它還不只如此，根據學員的見證表示，它對內臟的按摩徹底改善了一些慢性病症，對心靈也會產生一股強大的信心，及因動作伸展得徹底，在那些練習過程中的一緊一鬆加速體內新陳代謝的功效，去蕪存菁，留住青春，雕塑出傲人身材。更因而培養出自信，而信心之於事業的成敗可謂為關鍵性因素。

愛美乃人之天性，美之基本要素，年輕所占之比率又是那麼多；因此如何留住青春，的確也讓現今這豐衣足食的人們傷透腦筋，年華老去、青春不在一直為人們所畏懼，光鮮亮麗光靠妝扮是弄不出來的，而所謂的麗質天生、美麗年輕，無庸置疑其基本條件仍是青春，而有了青春也才有自信；天下沒有白吃的午餐，年華消逝、欲留青春必須付出代價亦是肯定的。且讓我們做個風姿綽約的女人吧！並請記得要勤練瑜伽，才能預防老化。

英雄式

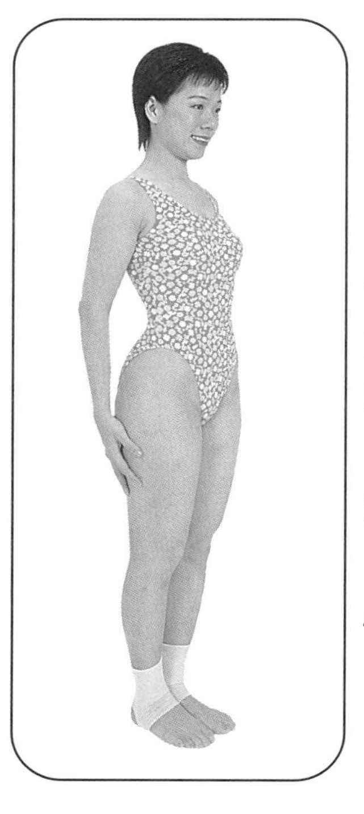

作法

1.站立，調息。

2.吸氣，左腳向前方跨一大步吐氣，吸氣雙手於頭上方合掌，吐氣。

3.吸氣上身緩慢，後仰，吐氣，停留做深呼吸。

4.緩慢還原，放鬆調息。

效果

可增強腿力，美化身體曲線，增加自信心，預防自律神經失調，預防老化，常練習永保青春。

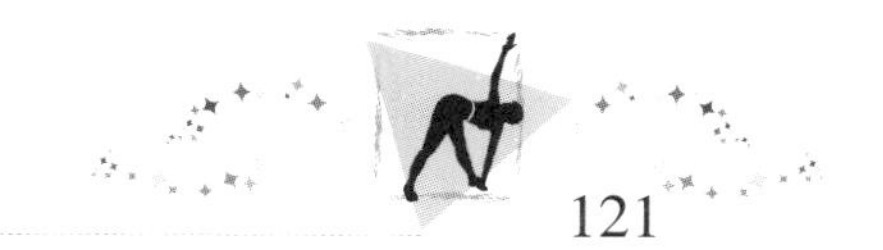

山型式

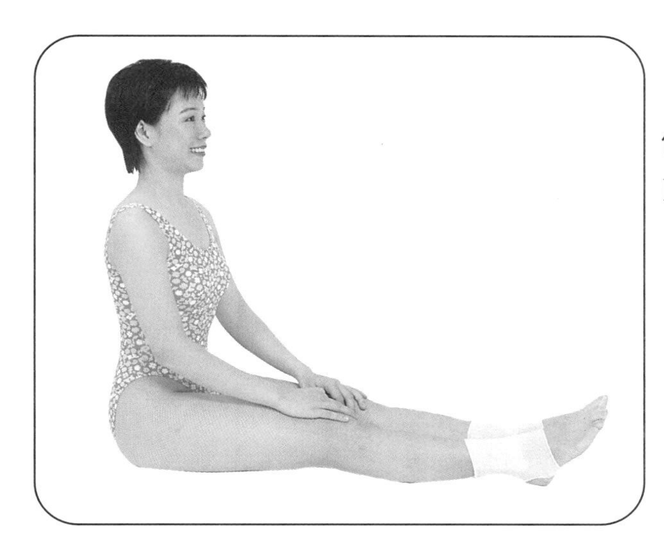

作法

1.坐立，調息。

2.右腳彎曲，腳板放右大腿旁，左腳彎曲，左腳板拉靠近身體放於右大腿上。

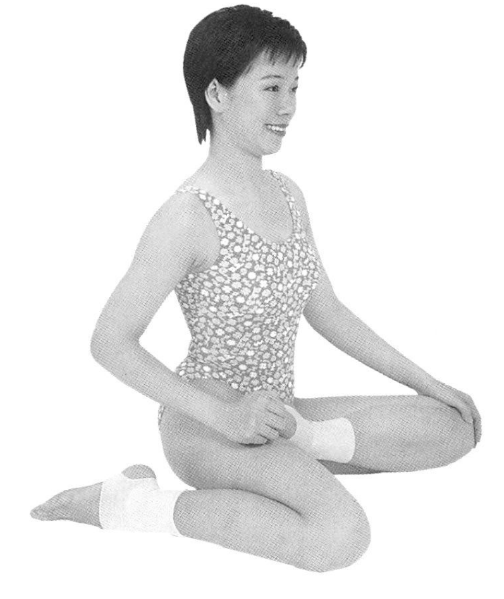

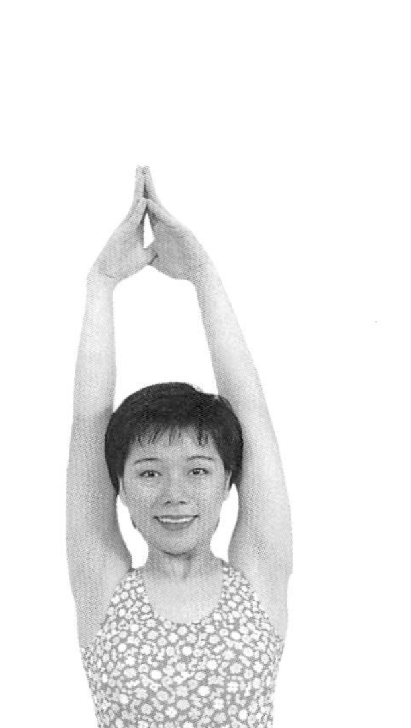

3.吸氣跪立上來，吐氣，重心站穩，吸氣雙手往頭上方合掌，手肘需伸直，停留做深呼吸。

4.還原，換腳做。

效果

強化膝關節，增強自信心與意識力，預防老化。

金頂式

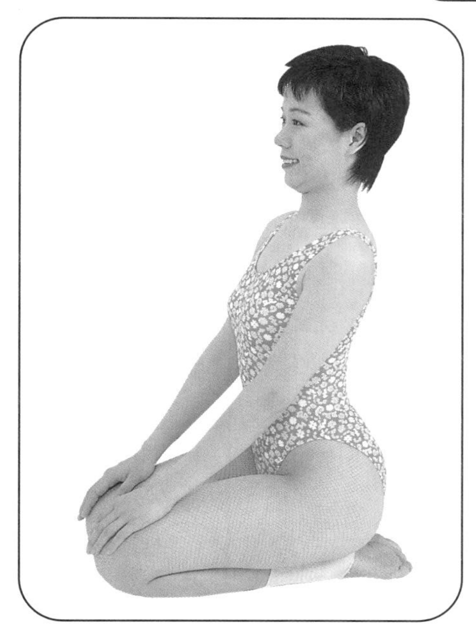

作法

1.金剛坐，調息。

2.上身向前俯伏，頭頂著地，兩手肘彎曲分開，兩手掌放在地上與頭部成三角，做深呼吸。

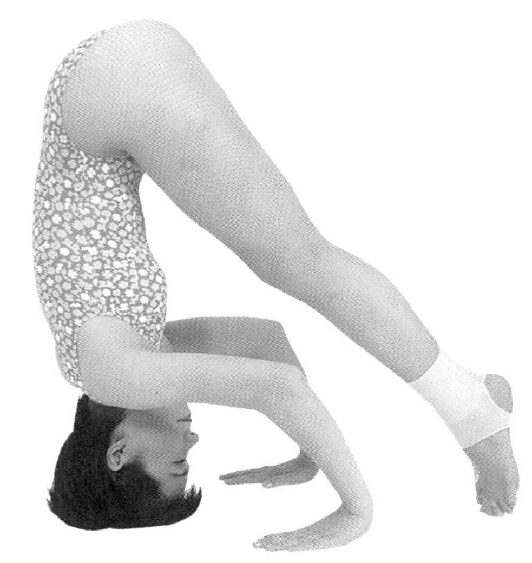

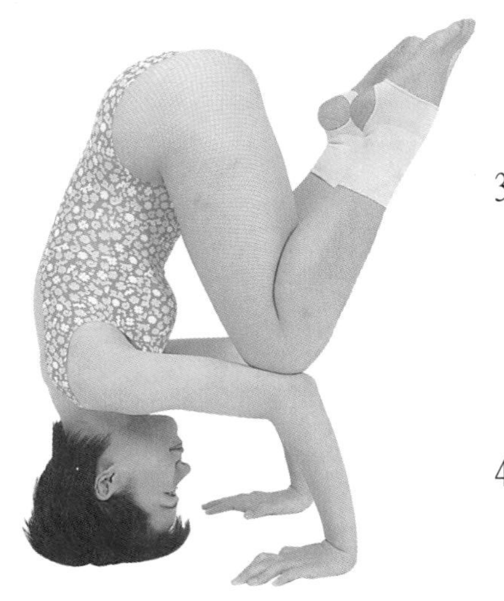

3.兩腿伸直打開，吸氣兩腳慢慢朝向膝蓋處前進，直到兩膝碰手肘，並將膝蓋置於手肘上，重心穩了，雙腳尖離地，停留做深呼吸。

4.緩慢還原。

效果

可按摩頭部穴道，預防頭昏、頭痛，也因可促進血液循環，預防老化，可美容養顏，並可預防內臟下垂，及近視、遠視，也可使頭腦清晰，增強記憶力。

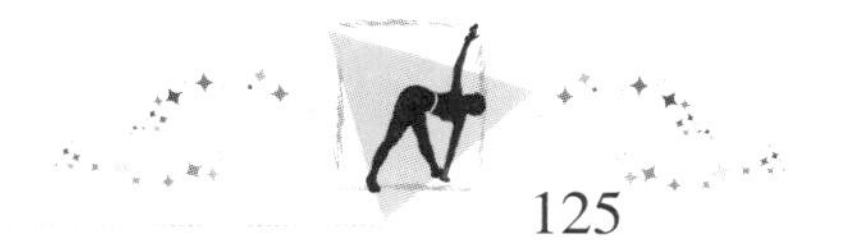

拉弓式

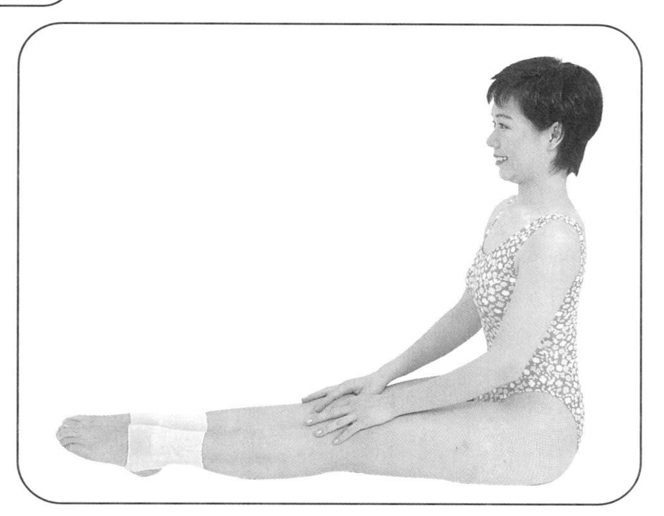

作法

1.坐正，調息。

2.吸氣右腳彎，右手抓右腳板左手抓左腳板，吐氣，吸氣右手抓著右腳離地拉靠近耳朵，停留，做深呼吸。

3.換腳，再做一次。

4.還原，放鬆休息。

效果

可美化腿部線條，調整骨盤，增加骨盤彈性，並可預防老化，增加性能力，及自信心。

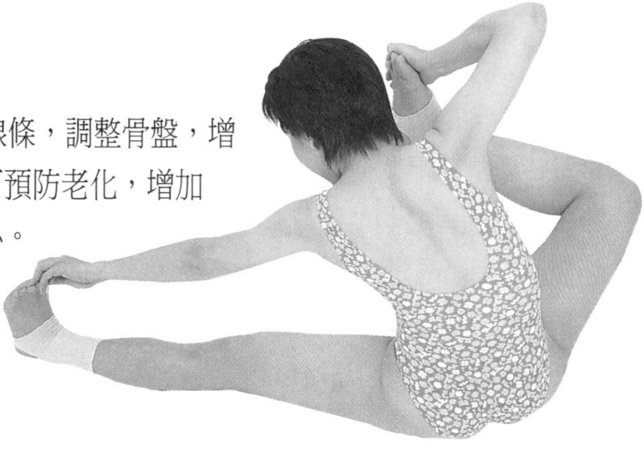

4.增強記憶力

所有的成功都來自於一個好的腦袋，雖不敢說百分之百，但至少您應不否認吧！如何時時刻刻保持一個清晰的頭腦，及超強的記憶力。對腦部的保養，在古老的阿公阿婆時代，可能會建議大家吃腦補腦。但事實上，豬腦的膽固醇過高，吃多了對身體也是有害的。其實只要您常常動動腦筋，既不會讓腦部退化過快，亦可預防記憶力的退化，尤其人過中年後，常讓自己傷點腦筋，才不會提早老化，所以會鼓勵年紀大的人偶爾打打牌，玩玩電腦，不斷的使用腦部。

在此建議各位，我們也可運用瑜伽的姿勢，例如鋤頭式可使用膝蓋來按摩額頭上的穴位，預防老化及記憶力的減退，還有單腳向上伸直式，可徹底使血液循環回流頭部，常保清晰的腦部，亦可多練習頭頂輪式，可直接刺激頭部穴位達到按摩頭部及活絡整個腦部的血液循環，使平常不易動到的頭部及頭皮微血管血液暢通，還可達美顏美髮的效果。練習過程中，在此要特別強調配合呼吸法來練習，將新鮮的氧氣，藉吸氣，從血液中帶入身體、腦部，對心情及情緒的鎮靜與頭腦的清晰均有更好的效果。286、386直到目前，電腦發展之速，記憶體的擴充，讓人目瞪口呆。人腦亦同，別擔心用多了會滿爆，它是無限的，只是替您如何去擴充以上的動作，即是

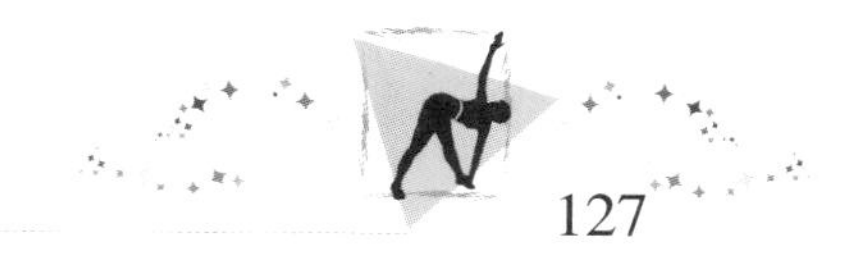

您擴充記憶體的最好晶片。

鋤頭式

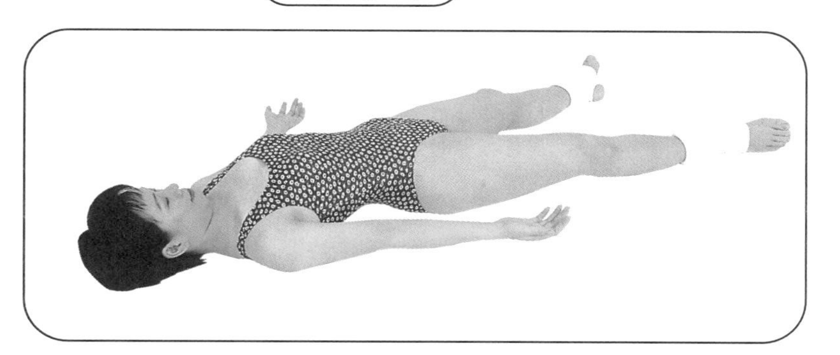

作法

1.平躺下來，調整呼吸。

2.吸氣雙腳離開地板吐氣。吸氣，臀部、腰部跟著離地，雙腳緩慢越過頭部腳尖著地。吐氣，雙手撐著腰部。停留做深吸。

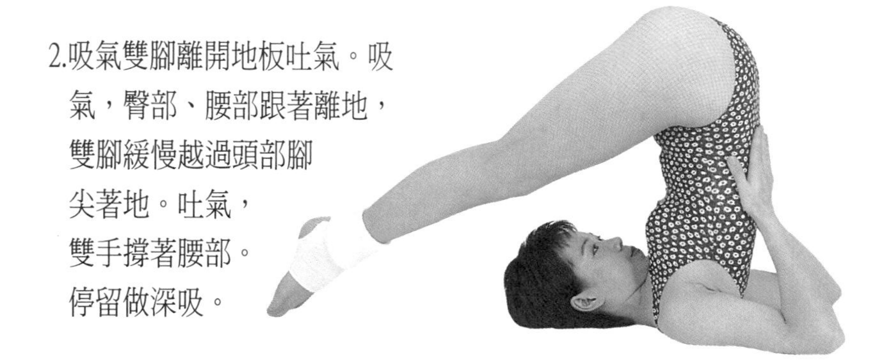

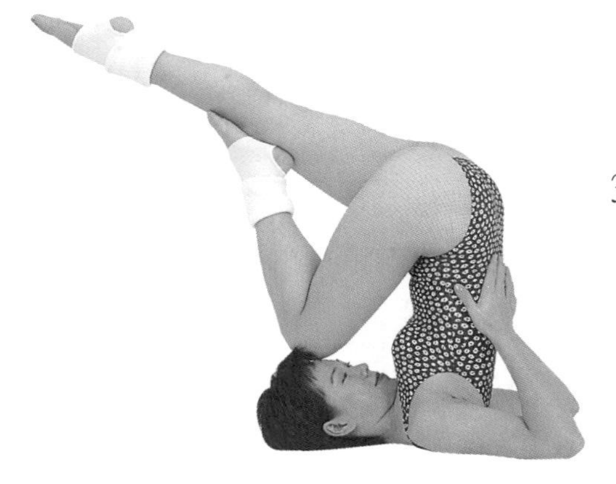

3.吸左腳彎，腳板踩右膝蓋，左膝放置於額頭上，停留做深呼吸。

4.換右腳彎，腳板踩左膝蓋，右膝放置於額頭上，停留做深呼吸。

5.還原雙腳緩慢伸直，身體慢慢由背部、腰部、臀部，雙腳著回地板，放鬆全身調息。

效果

可將血液輸送到頭部，能促進血液循環，預防頭昏、頭痛、失眠、腦神經衰弱，增強記憶力，及改善內臟下垂，美容養顏，消除疲勞。

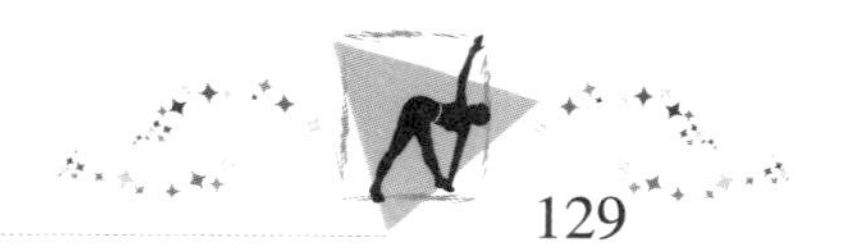

單腳向上伸直式

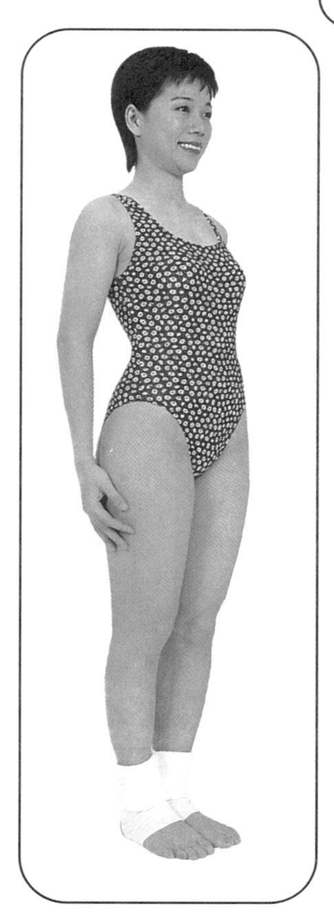

作法

1.站直，調息。

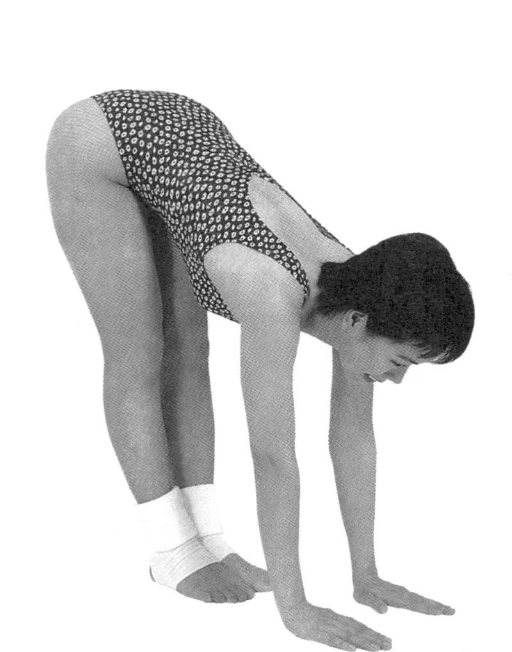

2.吸氣後，上半身向前彎下，吐氣。

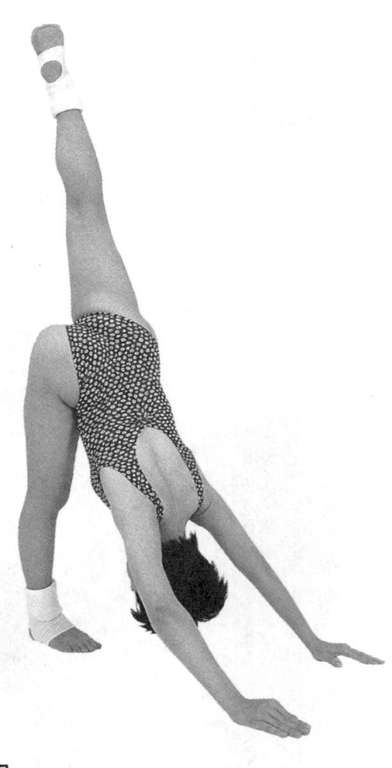

3.兩手放地上，左腳慢慢向上舉高。
4.停留數十秒。
5.還原後換腳做。

效果

可訓練平衡感，促進血液循環使頭腦清晰靈活，增強記憶力，並可預防頭痛、頭昏，可調整自律神經。

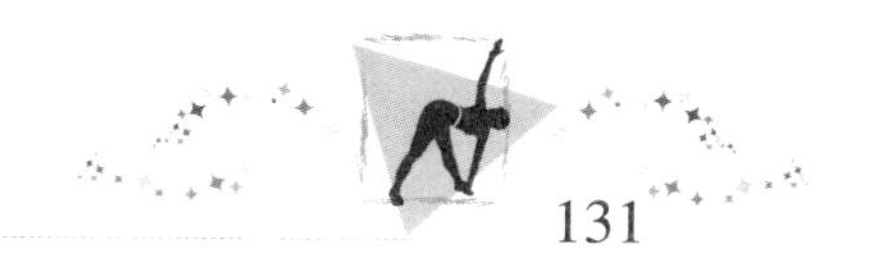

雲雀式

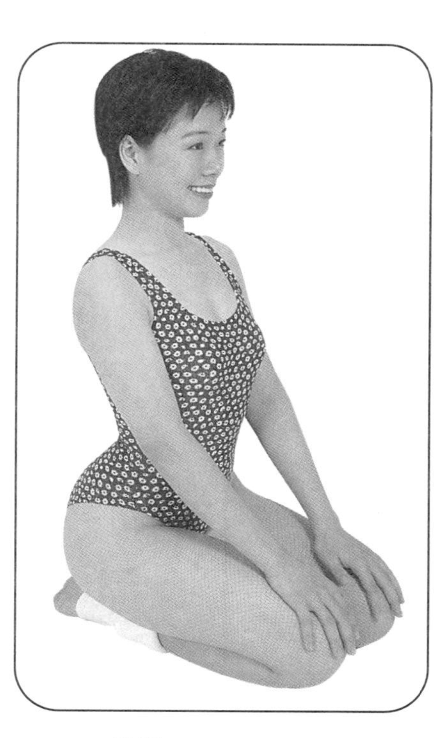

作法

1.坐正，調息。

2.右腳彎曲，腳跟置於會陰下，左腳儘量往後面伸直。

3.做過深呼吸，感到平衡之後，兩手向兩側伸直。

4.上身儘量往後仰，臉孔朝上，保持數十秒。

5.還原後換腳做。

效果

由於擴胸、後仰，使僵硬的頸部獲得柔軟，訓練平衡感及集中力，並可增強記憶力，也由於刺激腿和腰，對於腰椎下面有強烈的影響，因此可以禦寒，以及調整自律神經。

頭頂輪式

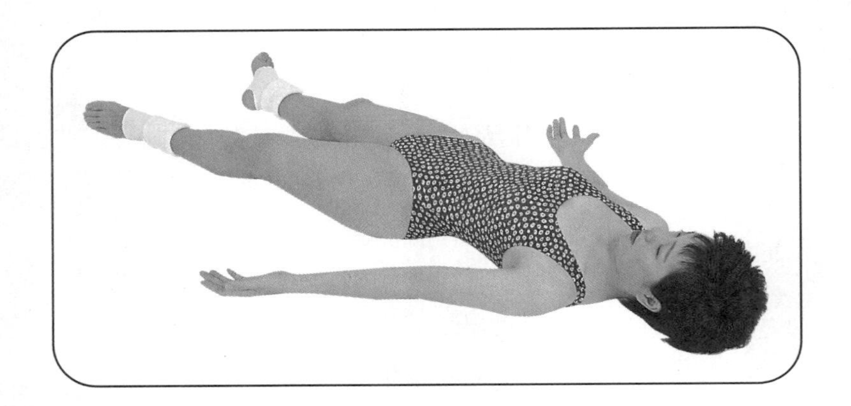

作法

1.平躺地上。

2.雙膝彎曲，臀部向上推高，雙手抓腳跟，調息。

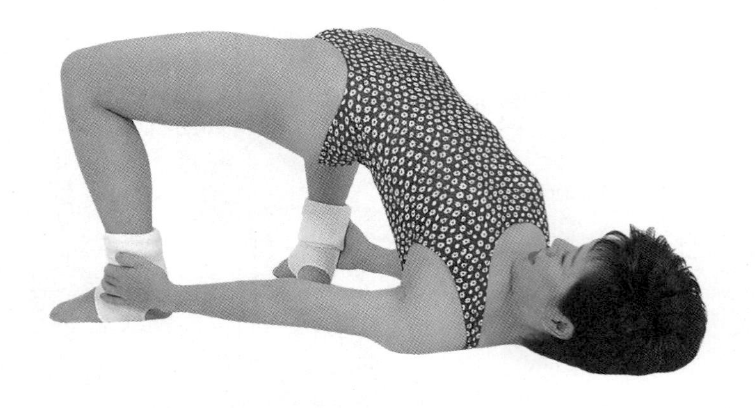

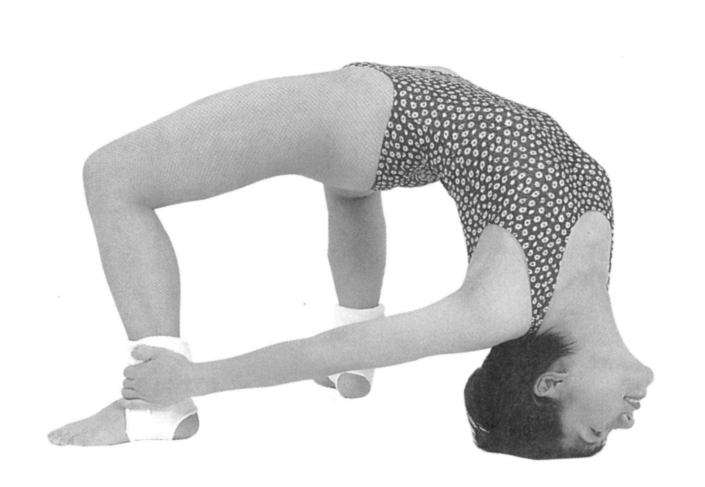

3.吸氣，臀部上推，頭後仰，讓頭頂頂地，調息。
4.停留做深呼吸，臀部肌肉夾緊，盡能力推高。
5.緩慢還原，放鬆平躺調息。

效果

可刺激頭頂穴道，按摩頭部，使頭腦清晰，增強記憶力，並可消除臀部贅肉，矯正駝背現象，增加腿力。

5.紓解壓力

在這高科技發達的時代，每人都扮演著不同多重角色，也身兼數職，也因求新求變、求進步的拜金方式，每個人在精神上壓力都很重。有人是為自己身材不夠窈窕而煩惱，有人是為錢賺得不夠而嘆息，有人是跟著股票的漲跌而心情隨著股市看板上的漲跌而起伏，既緊張又有壓力。有人則是因感情而傷心、傷神，有人為工作不順而皺眉深鎖，生活上帶來的種種壓力，真令人輕鬆不起來！

當您面臨任何壓力時，不妨深深的吸口氣，再長長的吐氣，把壓力、煩惱，都跟著吐氣，傾洩，心情會輕鬆些，若您是個很細心的人，您可能會發覺我們常在心情鬱卒或有壓力時，就會哀聲嘆氣，長長的一嘆，好像壓力與煩惱就減輕些許，這也是我們原來就具有的紓解壓力方式。瑜伽中的呼吸法也是強調深呼吸的方式來調整您的情緒，緊張與紓解壓力再配合體位法，例如：天線式、彩蝶式、翔美式、大樹式，在完成動作時想像最美好的事，以一顆愉快的心情及配合著深長柔慢的呼吸，去體驗這些姿勢的感受，並陶醉在動作裡去體驗每個動作的刺激及還原的放鬆。

相信經常練習，您遇到有壓力時，即能心平氣和的應付所有的逆境，紓解壓力，讓您常有輕鬆的感覺。

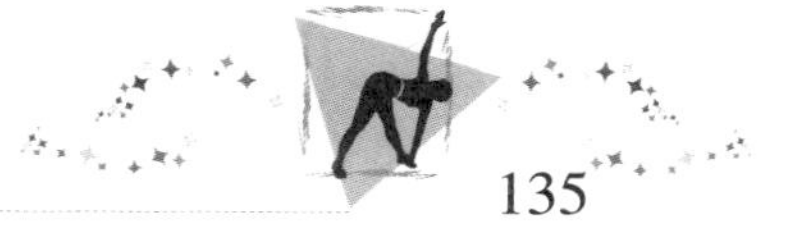

天線式

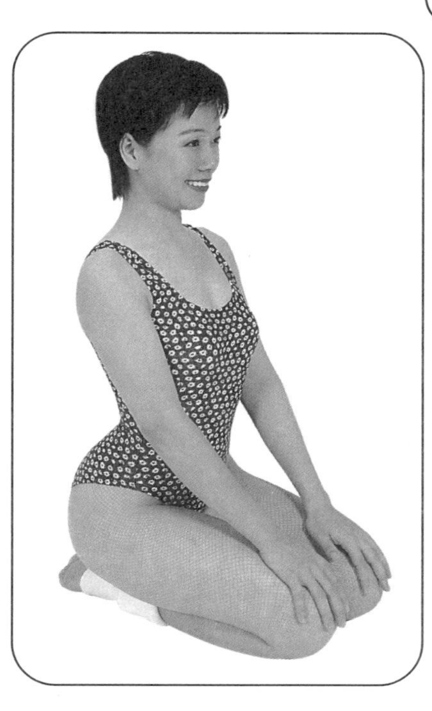

作法

1.坐立，調息。

2.吸氣腰背挺直，吐氣，再吸氣，兩手左右打開吐氣。

3.擴胸，吸氣頭後仰，雙手儘量左右打開，同時每個手指頭也儘量打開，停留做深呼吸。

4.還原，放鬆調息。

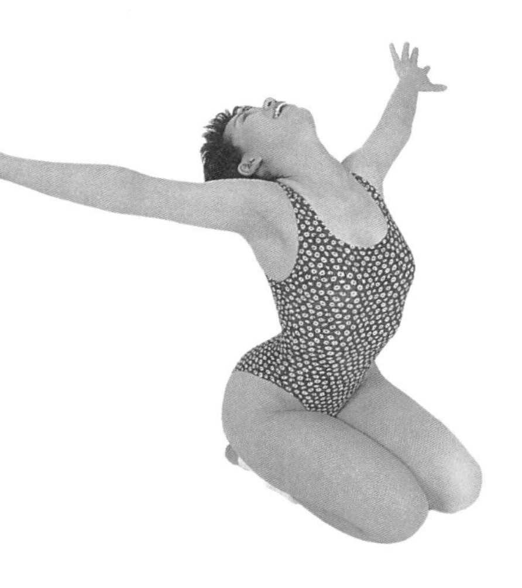

效果

因強力擴胸，可寬胸紓解壓力，矯正駝背現象，並可預防乳房下垂，消除疲勞提氣養神。

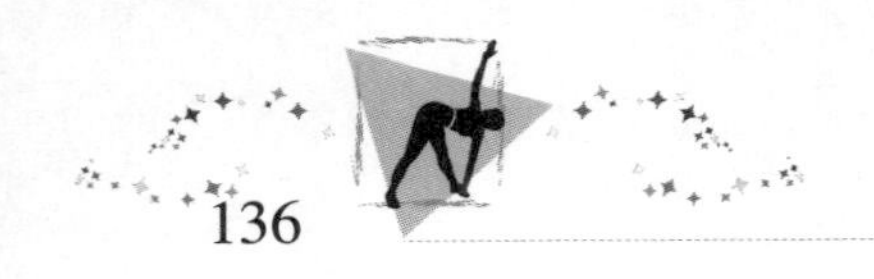

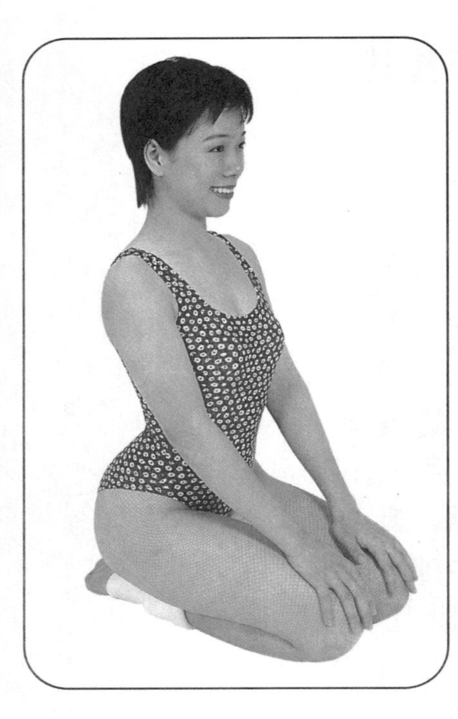

彩蝶式

作法

1.金剛坐，調息。
2.吸氣，臀部坐在左側地上，吐氣雙手抱頭，手肘儘量打開。
3.吸氣，上身慢慢側彎，吐氣。
4.還原，換邊再做一次。

效果

因擴胸可紓解壓力，並可矯正脊椎不正，消除脅腹部贅肉。並可按摩腰部，強化肝腎功能。

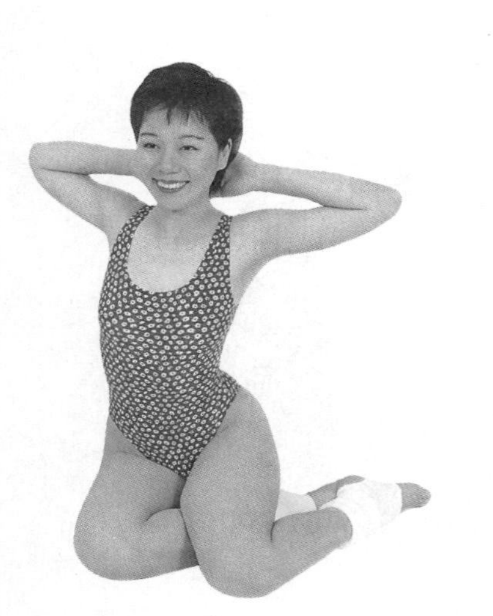

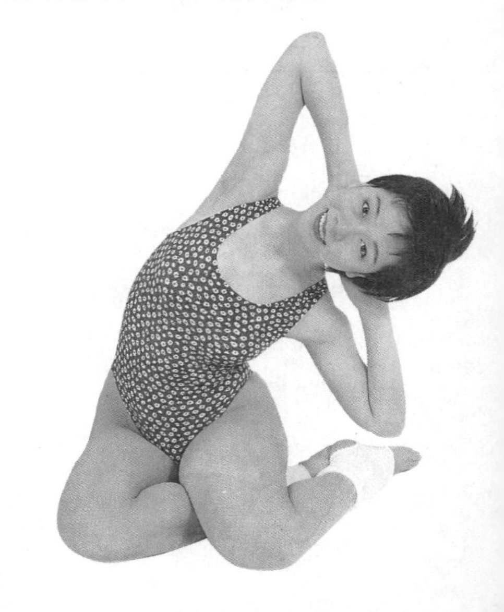

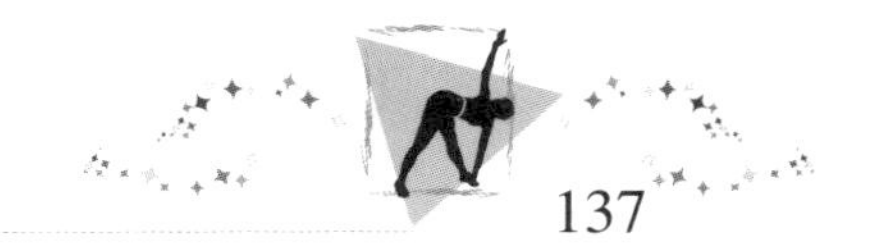

翔美式

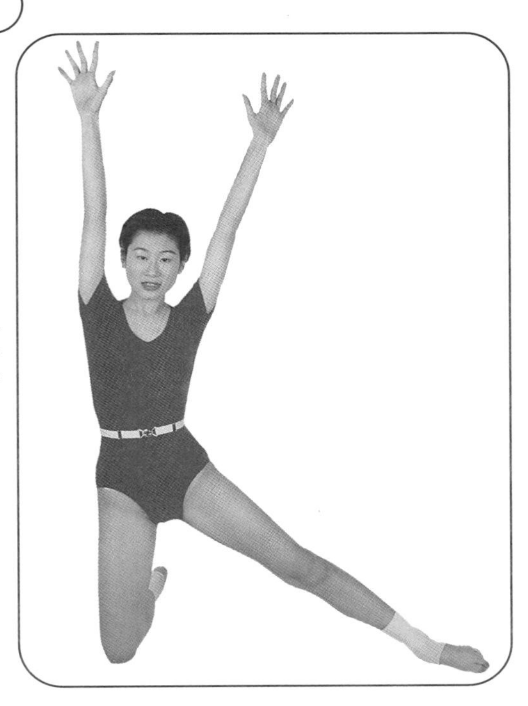

作法

1.跪立，調息。

2.吸氣左腳向左外側伸直，吐氣。吸氣兩手向上伸直，吐氣手掌及手指儘量打開，吐氣雙手掌向上推。

3.吸氣上身緩慢側彎，吐氣，停留做深呼吸。

4.還原，換邊做。

效果

此動作可紓解壓力，並因脅腹徹底伸展可美化身體線條、細腰、美化手臂、增加自信心。

大樹式

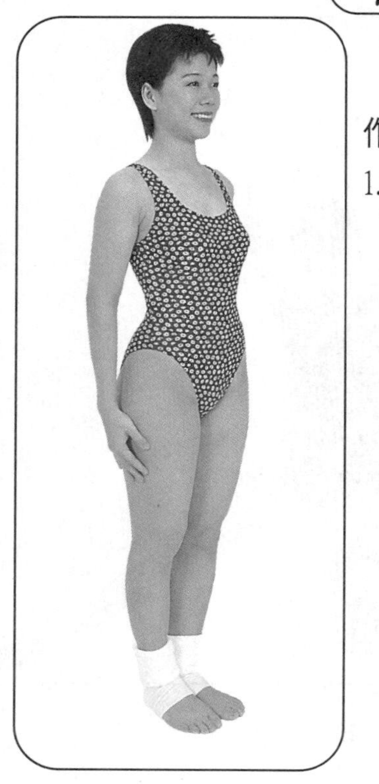

作法

1.站立，調息。

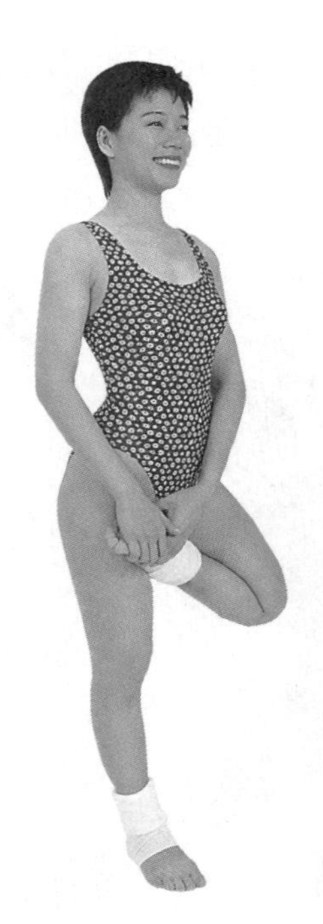

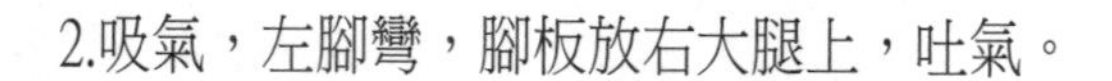

2.吸氣，左腳彎，腳板放右大腿上，吐氣。

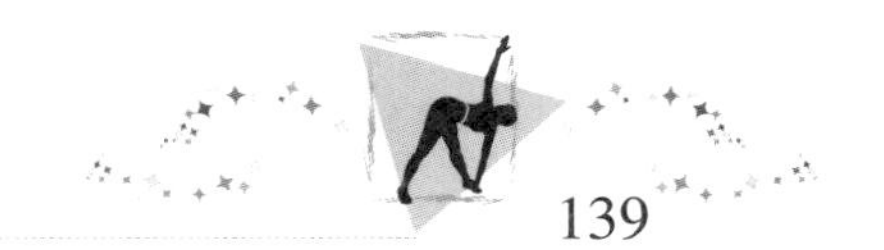

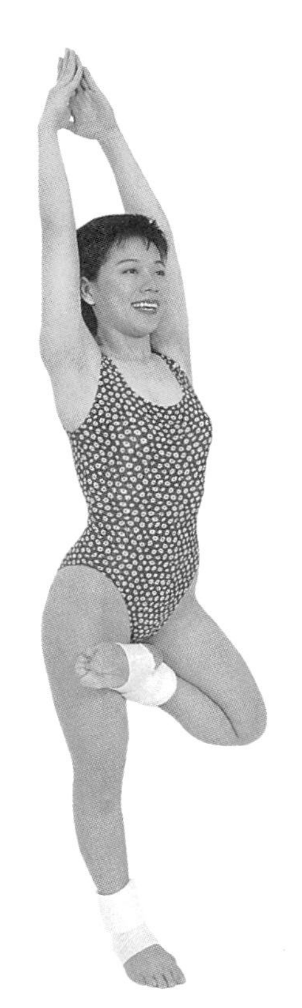

3.吸氣，雙手於頭上方合掌，停留做深呼吸。

4.還原，放鬆調息。

效果

可訓練平衡感，紓解壓力，增強自信心，強化腳功能及增加腿力，防止腿肚抽筋。

6.消除疲勞、肩膀僵硬、背痛

肩部的肌肉中，聚集了疲勞物質，以及必要的養分分配不足時，都可能是引起肩膀僵硬的主要原因，如過分使用肩部（拿重的東西，或做了不習慣的工作或運動之後）、維他命B1缺乏症、貧血（胃潰瘍、十二指腸潰瘍、痔、生產，或手術之後等）、低血壓症、高血壓症、更年期障礙等，其他如心臟病、腎臟病、糖尿病、甲狀腺機能亢進症、肺結核、肋膜炎、胃下垂、牙齒與耳朵及喉嚨的疾病，都會引起肩膀僵硬。

姿勢不良，長期久坐、久站，長期缺乏運動導致背疼痛，尤其教師、美髮師、作業員、辦公人員、店員……等工作之人長期姿勢不良，以及背腰肌太弱所引起的慢性背腰部勞損……等，改善這些不適及預防方法，最好從改變生活做起，平時多加休息及注意姿勢，在疼痛期間，限制上肢的使用，激烈疼痛時，應保持完全的安靜，過了急性期之後應活動肩部，並施行瑜伽的練習，使肩部關節向每個方向活動，並避免長期不良姿勢，而造成慢性腰背勞損。

消除疲勞、肩膀僵硬背痛，唯一最好的方式即是「預防勝於治療」，並以瑜伽運動治療方法，有恆心、耐心，做動作時，要輕鬆自然，不要勉強用力，當肩背部每日都能運動至正常活動範圍的頂點，也就沒有機會肩膀僵硬，背部疼痛，並可消除疲勞。

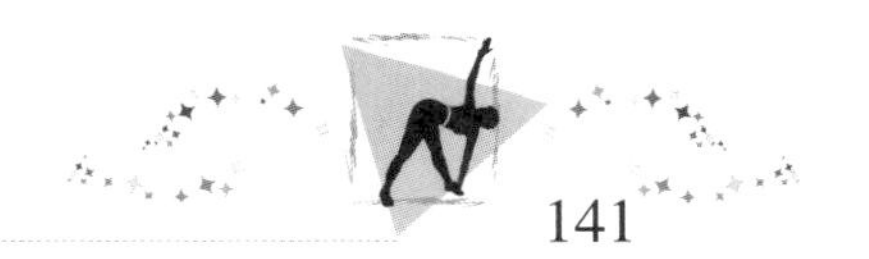

瑜伽姿勢中之十字分根式、兔式、固肩式、胸貼地貓式多加練習，可促進肩膀的牽拉、按摩及增加活動度及血液循環，來帶給您一個靈活的肩膀及生鮮的活動力，而消除疲勞及解除背痛。

十字分根式

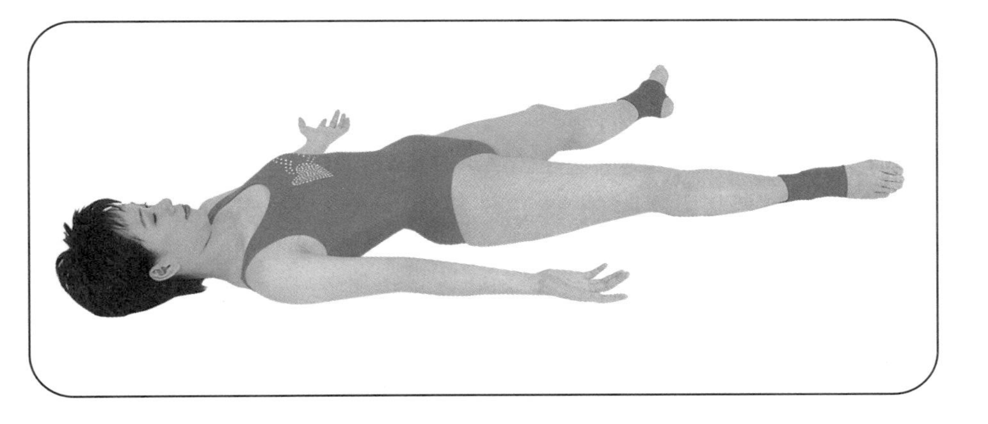

作法

1.平仰在地上。

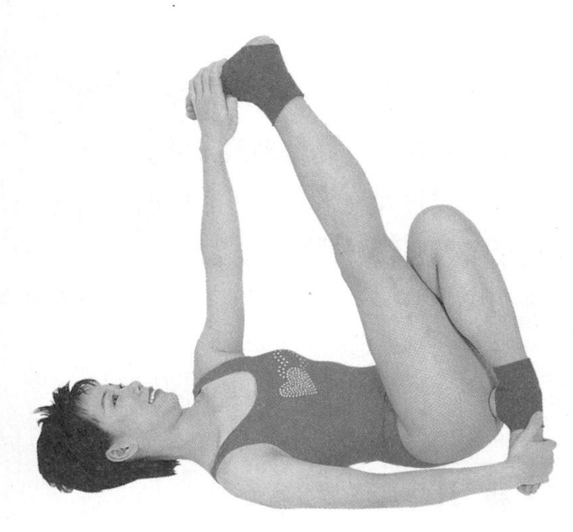

2.左腳彎曲，以右手拉左腳，做深呼吸。
3.右腳跨過身體伸直膝蓋，以左手拉右腿。停留做深呼吸。
4.還原後，交換腳後再做一次。

效果

可刺激腸胃，強化胃壁及腸壁，並可解除背痛，預防便秘及消化不良，並可美化腿部線條，注意伸直的腳膝蓋不可彎曲，每個姿勢都有很多功效，練習時可將您意念放在最想得到功效的部位。

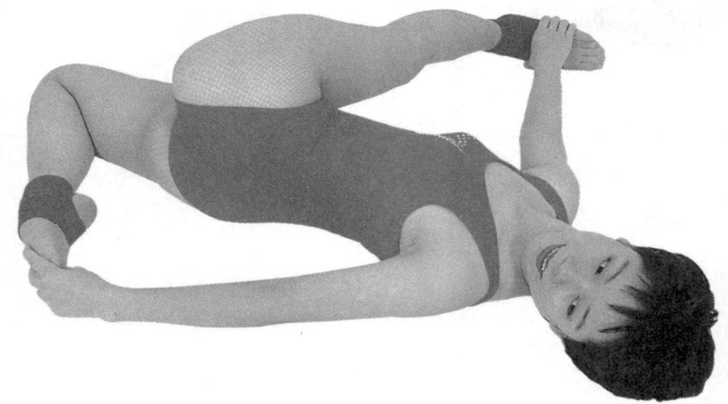

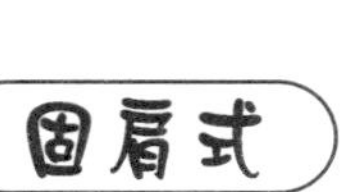

固肩式

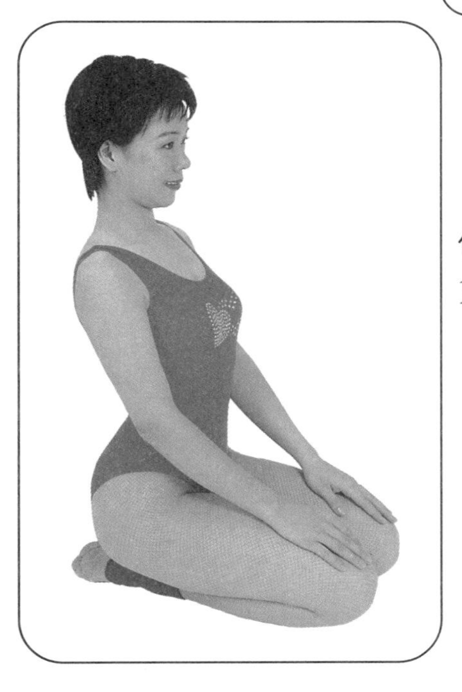

作法

1.跪坐（金剛坐式）。

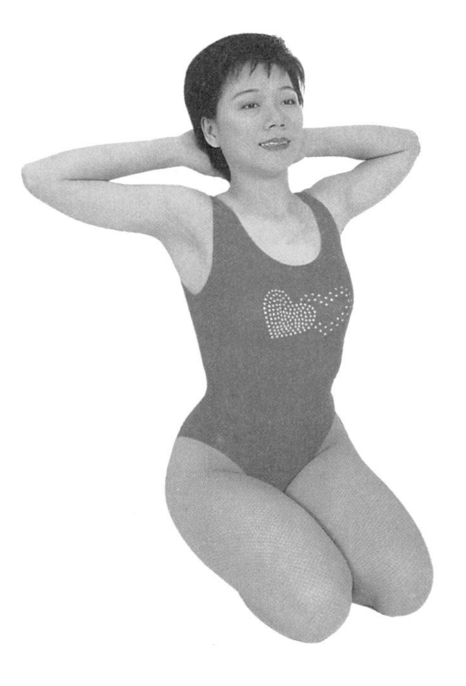

2.吸氣，雙手放置於頭後方，手指互握，手肘儘量左右打開，並擴胸，停留做深呼吸。

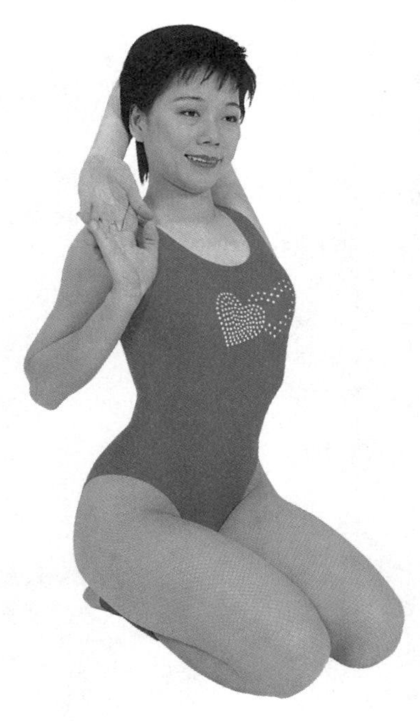

3.吸氣，擴胸後仰，吐氣，雙手抱緊頭，吸氣再一次擴胸，吐氣，頭向前雙手抱緊。
4.雙手移向左側（右手上，左手下）吸氣，吐氣時左手用力往下拉緊右手，停留做深呼吸。
5.換邊再做一次。
6.緩慢還原，放鬆肩背部。

效果

因將胸部提高，可預防乳房下垂，使僵硬的肩膀獲得柔軟，強化手的機能，並可消除手臂贅肉，纖細手臂。

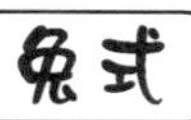

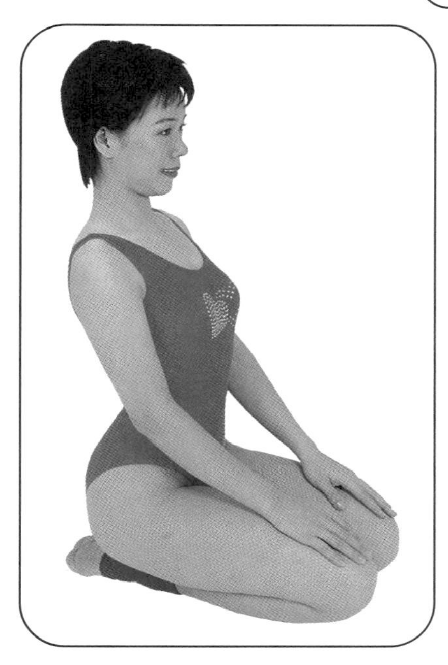

作法

1.跪坐（金剛坐式）。

2.吸氣，上身慢慢前彎下降讓頭著地，雙手抓後腳跟，吐氣。

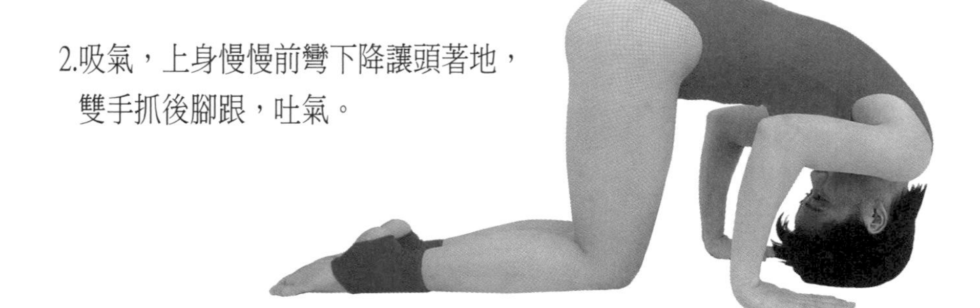

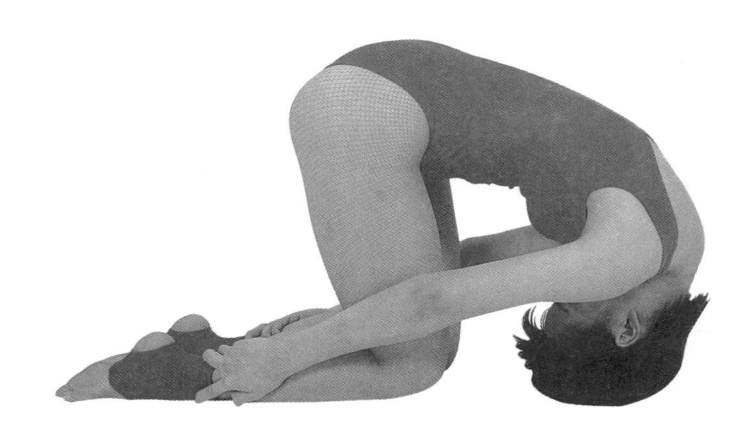

3.再吸氣，將頭儘量拉靠近膝蓋，使背部儘量成弓狀，停留做深呼吸。

4.手鬆開，身體緩慢還原。

效果

可使背部、頸部、腰部充分得到伸展，促進血液循環，可預防婦女常見的腰酸背痛，矯正脊椎，並可消除肩頸的僵硬與不適，預防失眠。

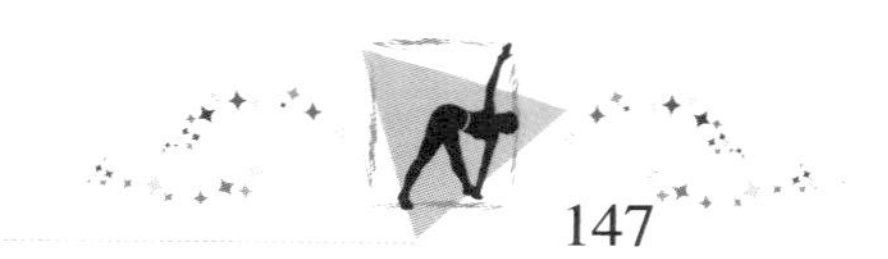

胸貼地貓式

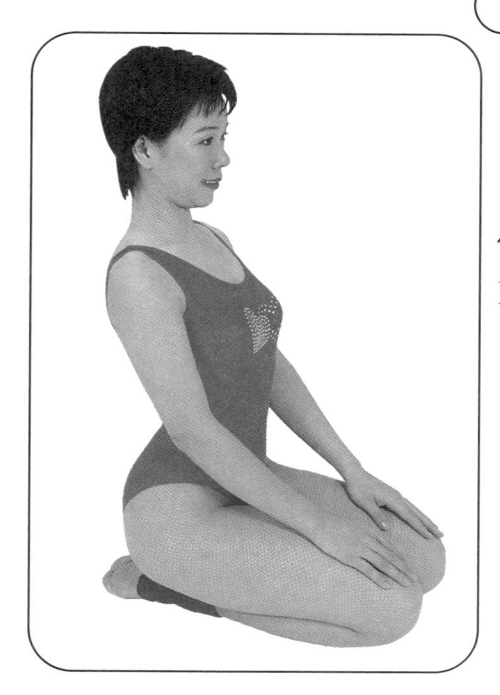

作法

1.跪正，做深呼吸。

2.兩手伸直放膝蓋的前方，手掌和肩膀垂直使其和膝蓋平行。

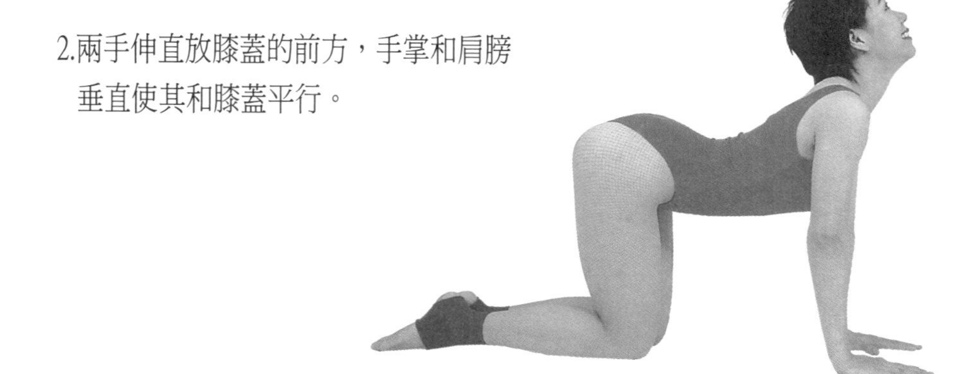

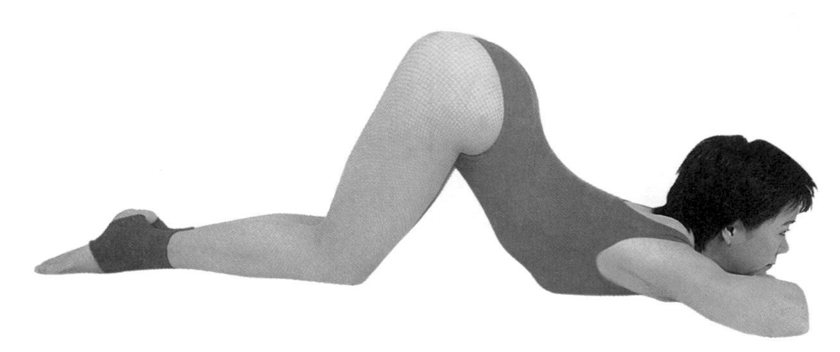

3.抬起臀部，放下腰，讓胸口貼放於地板，停留做深呼吸。
4.緩慢還原。

效果

可使背部、臀部、肩膀、腰部得到充分的伸展，可預防腰酸背痛，肩頸疲勞，並可矯正背椎不正。

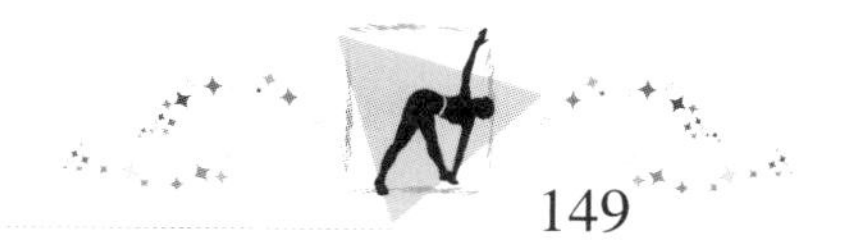

7.頭疼、失眠

一般人都有焦慮、緊張不安的經驗，長期處於此狀況，或長期處於工作壓力下而無法化解，可能會引起頭痛失眠、注意力不集中、健忘……等慢性病發生。為此我們必須要改善我們的生活方式。

一夜失眠，三天無精神，這是一般人的經驗，而由於除精神不好外，並無其他嚴重的疼痛感，因此，一般人均特別忽略了其嚴重性，長期累積下來，一次、二次……變成習慣性失眠，慢慢歲月及年齡的累積，日久成病，神精失調、頭疼、頭昏，更甚至嚴重到更多慢性病的產生，若平日有失眠現象或頭昏頭疼可別忽視，雖然還未嚴重到需要用藥物治療，但平日我們要小心，從生活作息習慣改善起。

生活要有規律，每晚按時上床睡覺，久而久之就會習慣成自然。上床前一小時不要使用腦力，思考難題，或閱讀愛不釋手的書籍，或小說，盡可能做些鬆弛身心的活動。勿將憂慮與煩惱帶到床上，思考解決問題會使大腦皮層愈來愈緊張，而無法入睡，不要害怕失眠，有這種恐懼失眠的心裡，便愈睡不著，失眠對身體健康的影響其實並不大，但長期失眠所造成的慢性身體傷害可就不小了。

儘量製造舒適的環境有助於入睡，且將足部保持溫暖，睡前最好行熱水浴以鬆弛身心，有助於入睡，更重要的是，白天進行適當的瑜伽練習，可幫助晚上容易入睡外，亦可以預防頭昏眼花、頭疼失眠……等慢性病。

三點倒立式

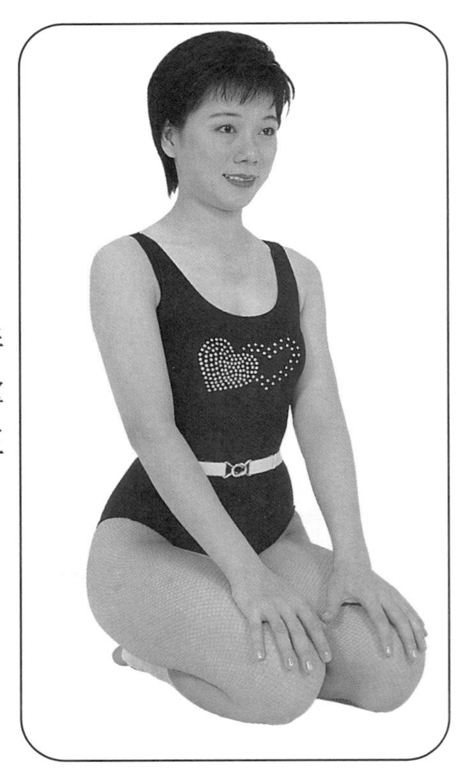

作法

1.雙膝跪於地上，兩手肘彎曲分開，兩手掌放在地上與頭部成三角形，做深呼吸。

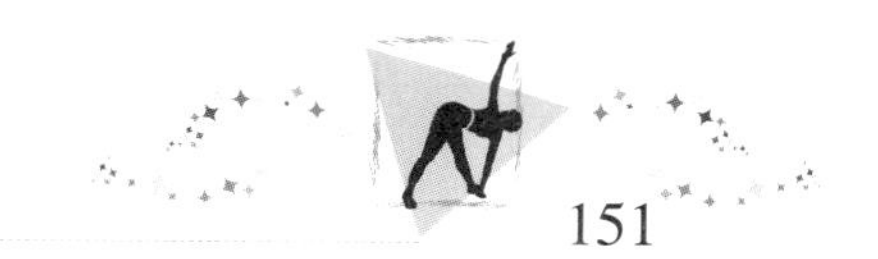

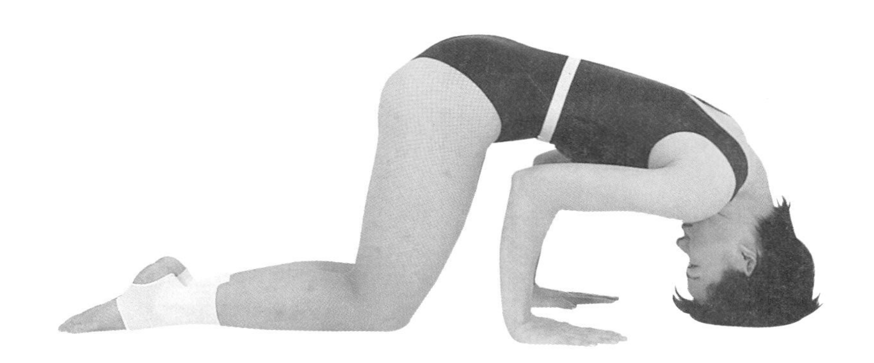

2.雙腿伸直併攏，吸氣，兩腳慢慢朝臉部方向前進至臀部，與頭部成一直線。

3.止息，雙腳離地豎起伸直，腳尖朝上，吐氣。

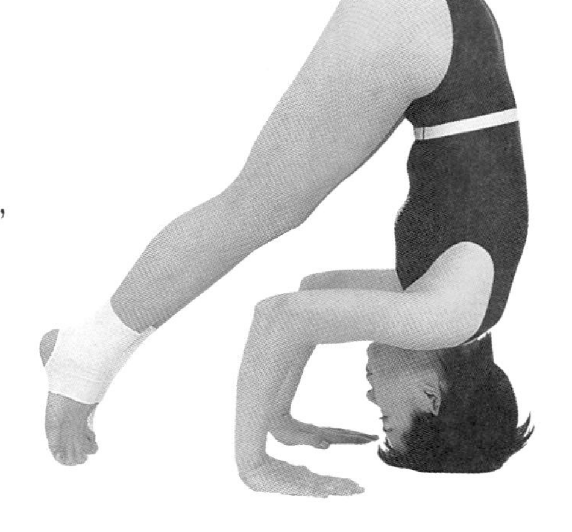

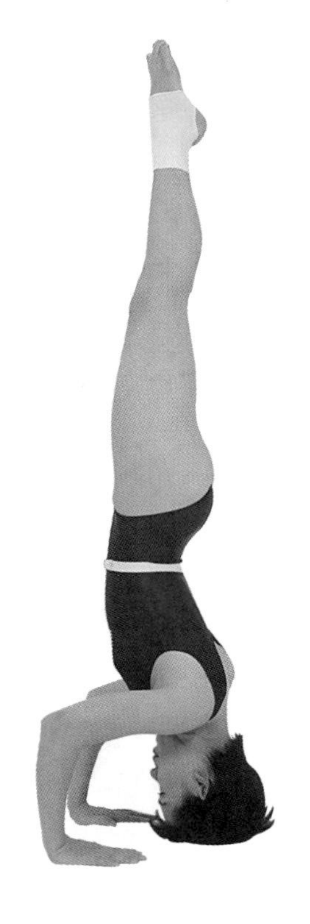

4.停留數秒後還原。

注意

停留時間因人而異，高血壓患者勿做「倒立式」。

效果

可將血液輸送到頭部，故能促進血液循環，預防頭痛、頭昏、失眠、神經衰弱等症，並可防治各種內臟下垂，有美顏效果。

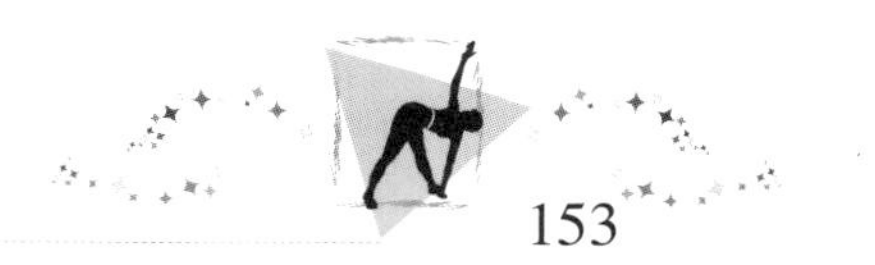

三點半倒立式

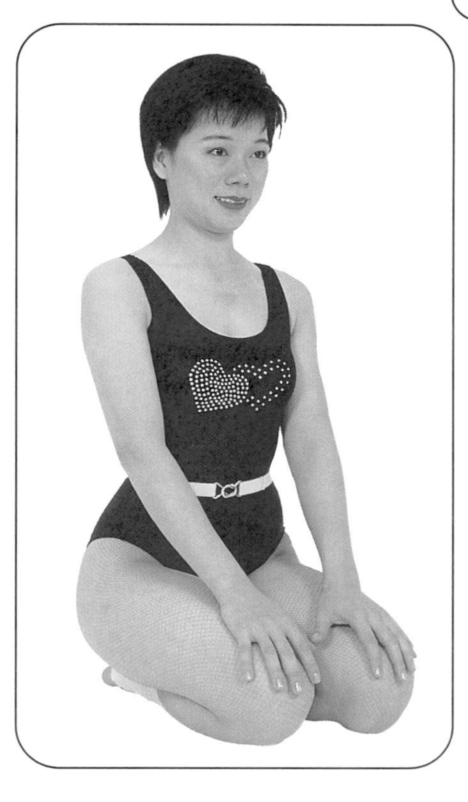

作法

1.雙膝跪於地上，兩手肘彎曲分開，兩手掌放在地上與頭部成三角形，做深呼吸。

2.雙腿伸直併攏，吸氣，兩腳慢慢朝臉部方向前進至臀部、頭部成一直線。

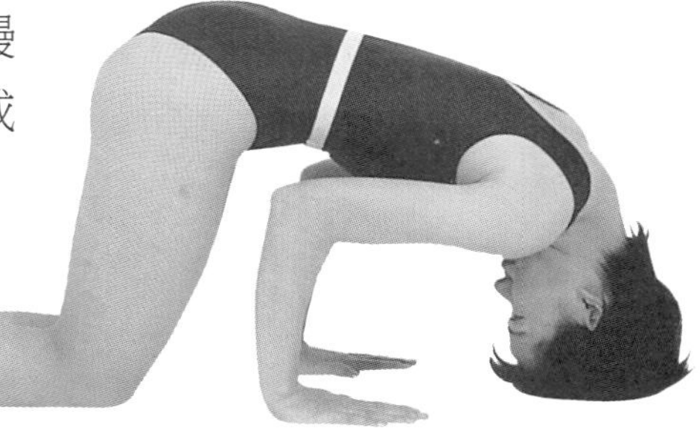

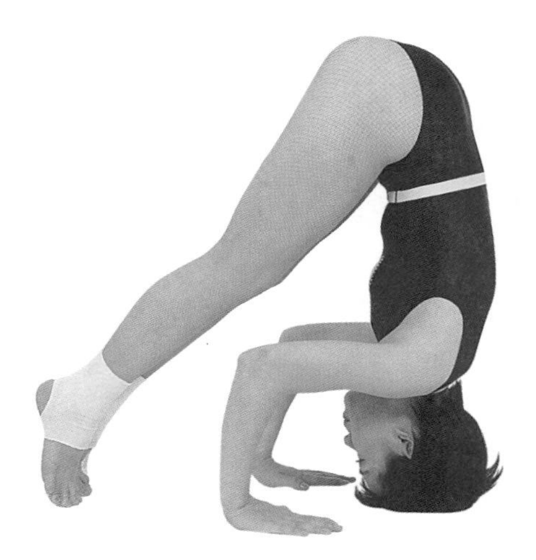

3.止息，雙腳離地，豎起伸直，腳尖、膝蓋伸直使大腿與身體成 90° 角，吐氣。

4.停留做深呼吸。

5.還原。

注意

有高血壓患者勿做「倒立式」，停留時間因人而異，不要過度勉強，感覺不適應即刻緩慢還原。

效果

可訓練平衡感，美容養顏，預防頭疼、頭昏、失眠，腦神經衰弱，及內臟下垂。並可促進血液循環。

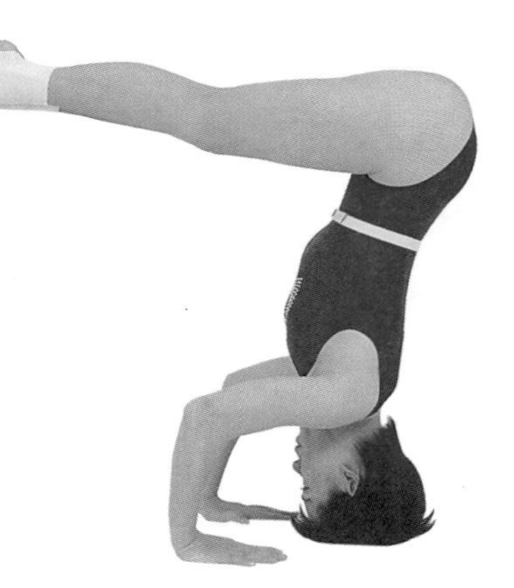

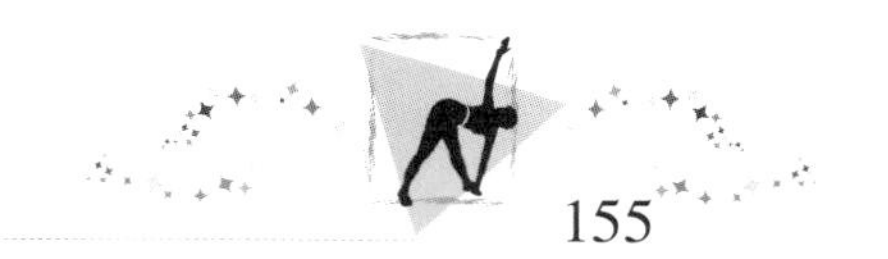

頭手倒立式

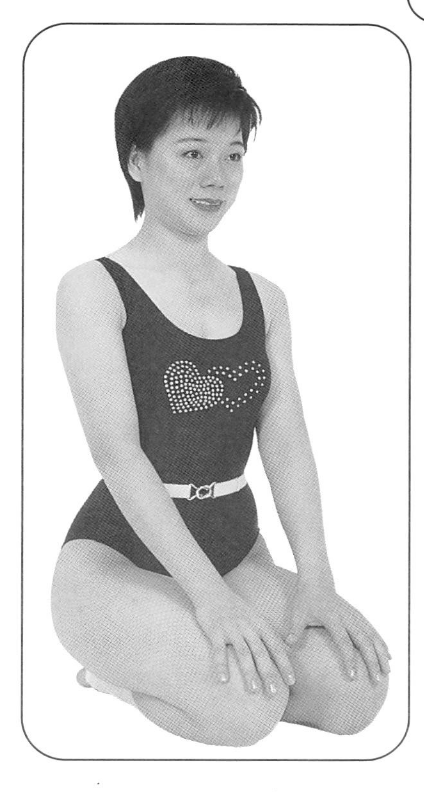

作法

1.雙膝跪在地上，雙手相握抱頭，手肘置於地上與頭部成三角形，做深呼吸。

2.兩腿併攏伸直，吸氣，兩腳慢慢朝臉部方向前進至臀部，與頭成一直線。

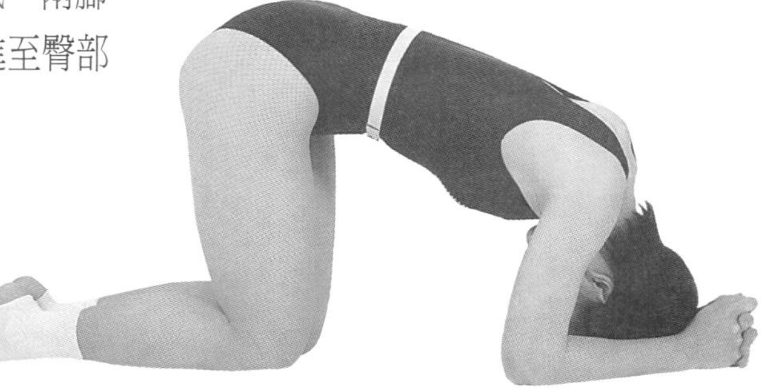

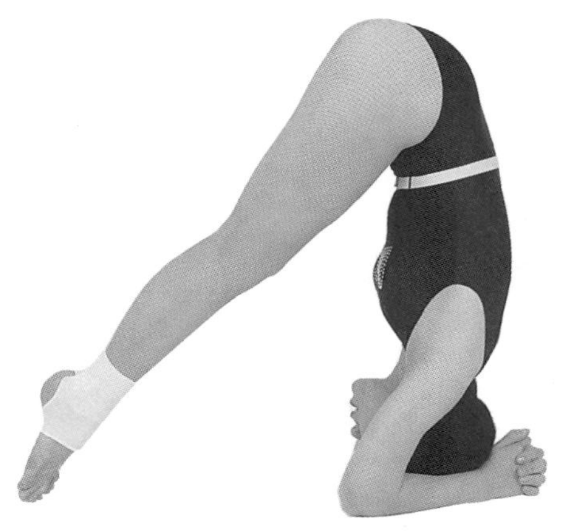

3.止息，雙腳豎起伸直，腳尖朝上，停留，做深呼吸。

4.緩慢還原。

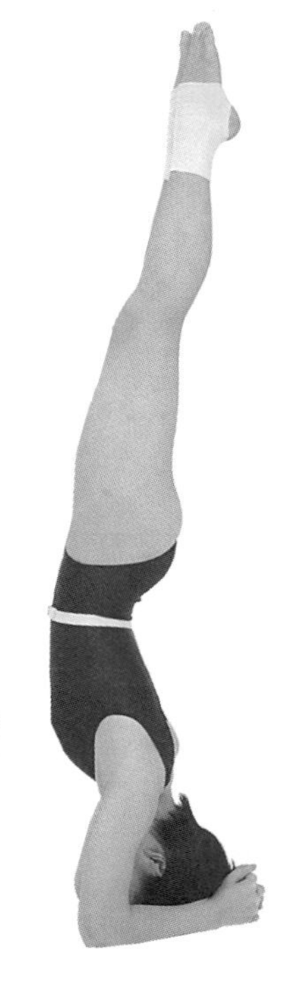

注意

高血壓患者勿做「倒立式」。

效果

預防近視及遠視，可刺激頭部穴道，預防頭痛、頭昏、失眠及改善內臟下垂，並將血液輸送至頭部，故能促進血液循環，清晰頭腦，增強記憶力。

牛臉式

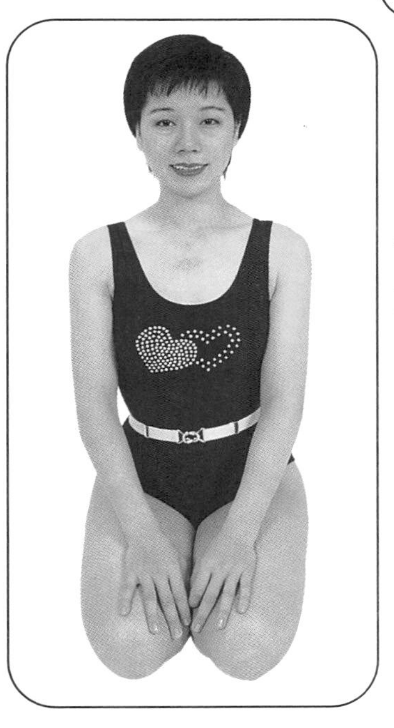

作法

1.採金剛坐式（跪坐）。

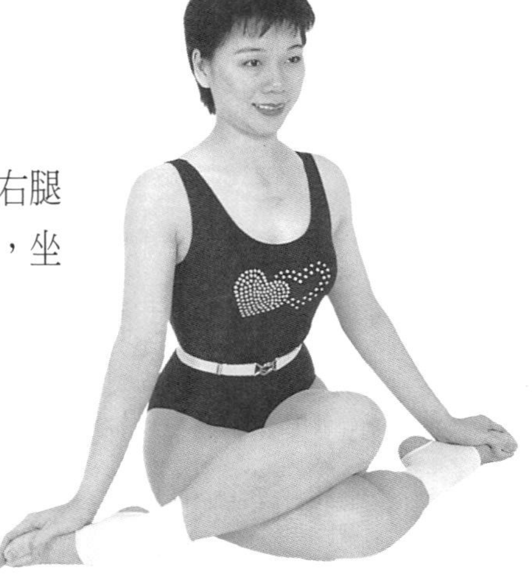

2.臀部做向左側地板吐氣，吸氣右腿跨過左大腿，雙膝上、下交疊，坐穩。

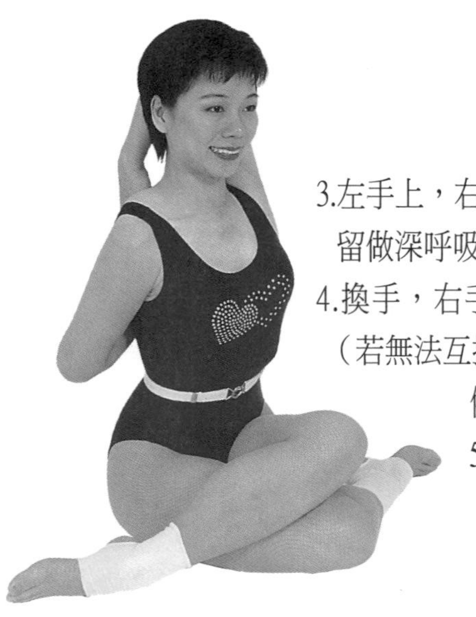

3.左手上，右手繞過背後，雙手背後互握停留做深呼吸。

4.換手，右手上，左手下，雙手背後互握（若無法互握可使用毛巾代替如圖示範），停留做深呼吸。

5.緩慢還原，換腳、換手再做一次。

效果

可預防失眠現象，並可纖細手臂，預防50肩、肩僵硬，初學者雙手無法在背後互握，可利用毛巾互握，待一段日子的練習後，肩部柔軟開後即可互握到了，練習時不可勉強為之。

海蝦式

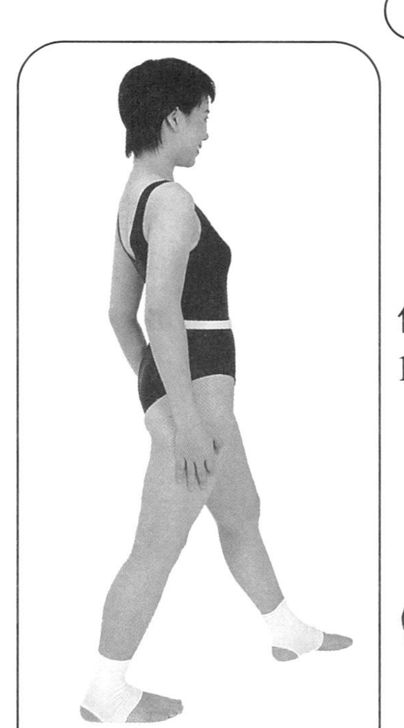

作法

1.站立，左腳往左前方跨一大步。

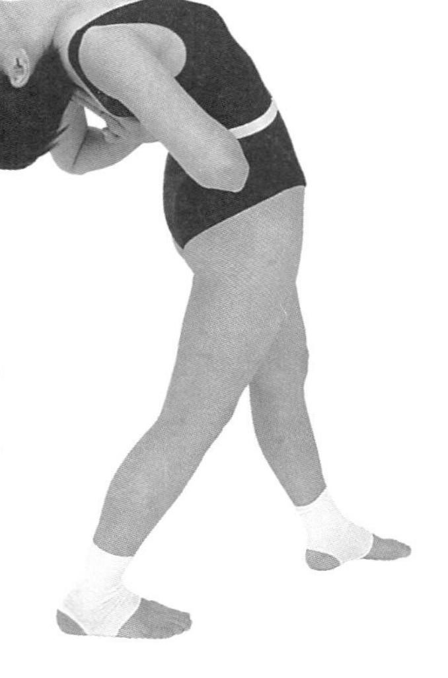

2.雙手背後合掌後，往內翻上來，雙手掌往頭方向推緊雙手，做深呼吸（儘量擴胸）。

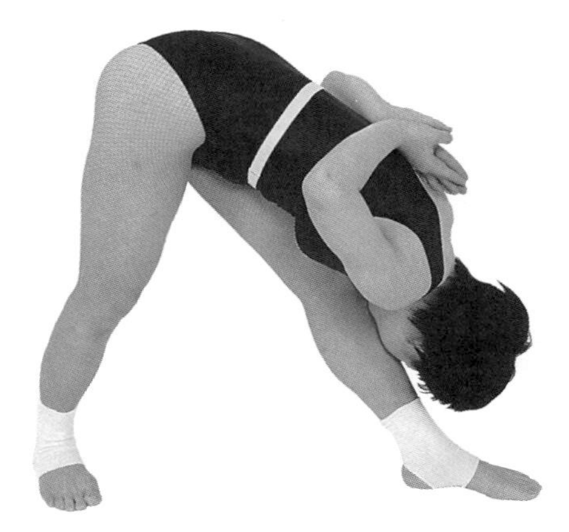

3.吸氣，上身慢慢後仰，吐氣，停留做深呼吸。
4.吸氣，上身慢慢還原，吐氣，上身慢慢再前彎，停留做深呼吸。
5.緩慢還原，換邊再做一次。

效果

練習此式時意念可放在肩、手、背部，此式可促進血液循環、消除頭疼、預防失眠，解除疲勞。尤其希望以此式來預防腦神精衰弱者，在動作做到前彎時，可配合順暢的呼吸多停留一些時間，但不可勉強，若有任何不適，即刻以緩慢的方式還原，練習完每個動作需躺下來以攤屍式來緩和與舒解之。

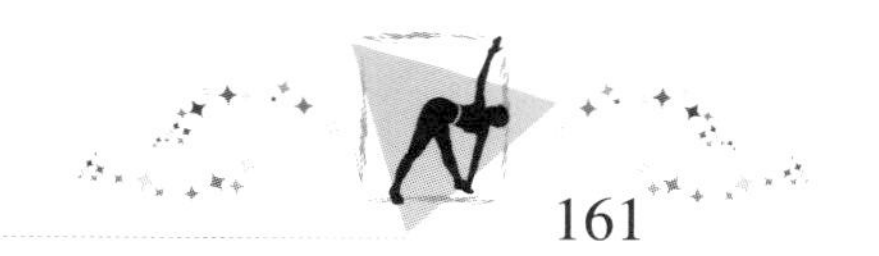

半月式

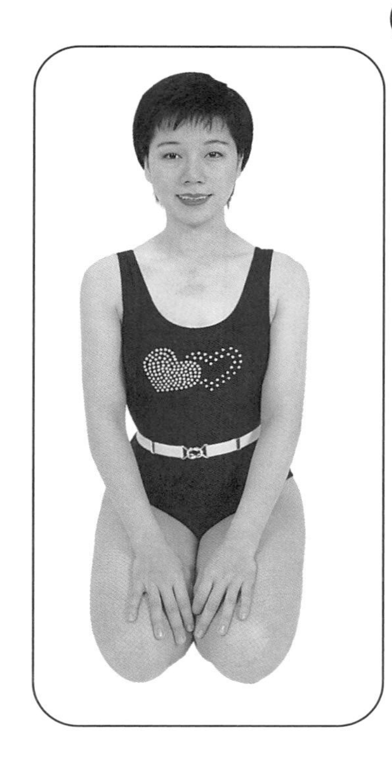

作法

1.跪坐（金剛坐）。

2.吸氣臀部坐向左側地板上，吐氣。

3.吸氣雙手往頭上方，手指互握拉緊，吐氣上身朝右側側彎，停留做深呼吸。

4.上身緩慢還原，換邊再做一次。

效果

可拉緊平日不易活動到之脅腹部，可美化身材、細腰，亦可刺激肩背部來解除疲勞，預防失眠、五十肩、背痛等慢性病，練習時側彎一定要正確才能徹底伸展開，並刺激我們身體的腺體達到效果。

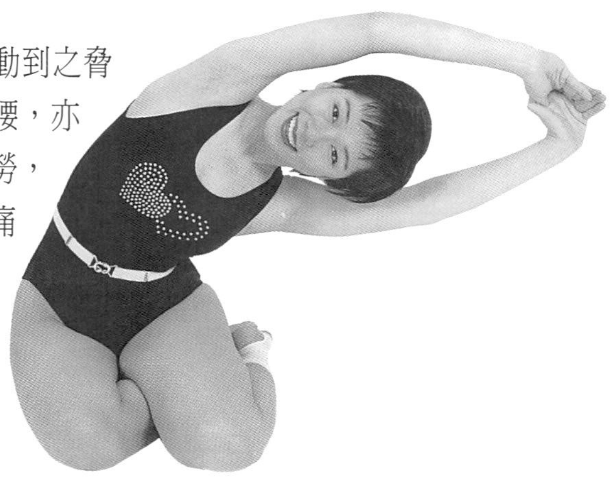

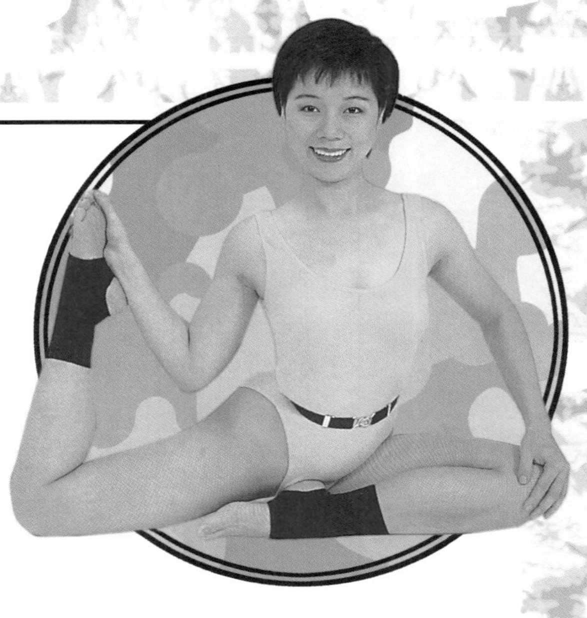

Ⅳ 結語

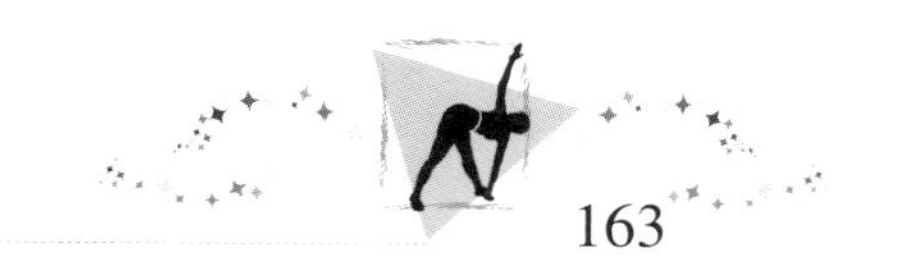

這是一個講究價值觀的時代，自謂是美難定奪，他人說美方是美，不是嗎？終日埋首柴、米、油、鹽、醬、醋、茶，亦或是朝八晚五上班族，又如何能釋放出您多餘的壓力與負荷呢？年復年、日復日的累積，缺乏紓解之管道，終日鏡前的您，已非昔時。緬懷過去，可謂為時已晚。

曾有位朋友提及瑜伽只是彎彎折折的軟骨功，對健康何能助益，只是時下年輕人趕時髦的玩意罷了；再說縱使有效，我這老骨頭亦不堪如此折磨。於此本人必須慎重告知，瑜伽養生不論老少，更不因地制宜，每天動，隨時隨地的動。經由瑜伽的動作，釋放出壓力，紓解心中的煩悶，清除體內多餘的存貨，加速新陳代謝的功能做一個快樂的現代人，多棒。又年輕人，論身材、講臉蛋，樣樣得天獨厚，年輕就是本錢，瑕不掩瑜。可是時下高熱量、高脂肪的食物又是那麼可口，叫人難以抵擋口腹之慾；情不自禁之下不知不覺就過量了。要不了多久「叫我第一名」這可不是考試成績的排行榜哦！而是體重的尊稱，願意嗎？瑜伽只要持之以恆，不需藥物、不需所謂的美容聖品，更不需減肥手術，隨時隨地、動她一動，回復您昔日自然健康的美，多妙。

生活的饗宴，必須是自己去安排與實踐，時間之消逝，只像覆水難收回。不容懷疑，此刻的儲存，卻是永恆的享用。運動雖非刻不容緩，但感覺需要運動時卻是緩不濟急，朋友們！帶著妳的自信，加入我們的行列「逐夢踏實」您會擁有的。祝福之。

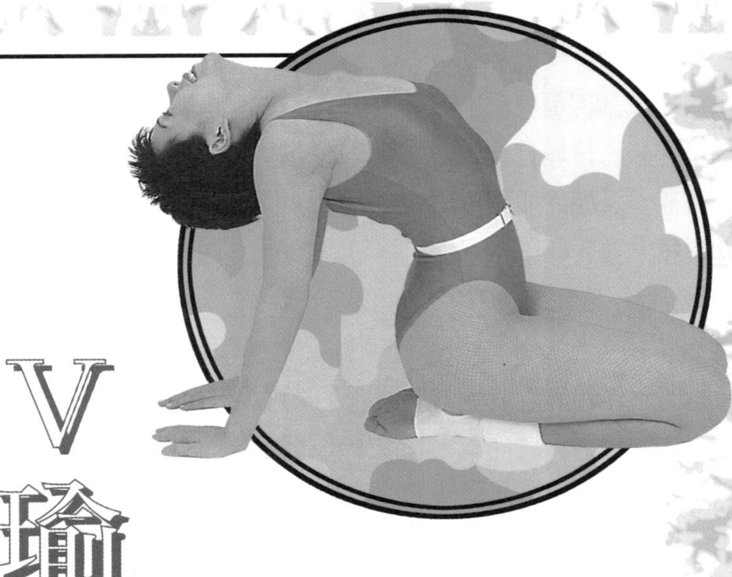

V 瑜伽問與答

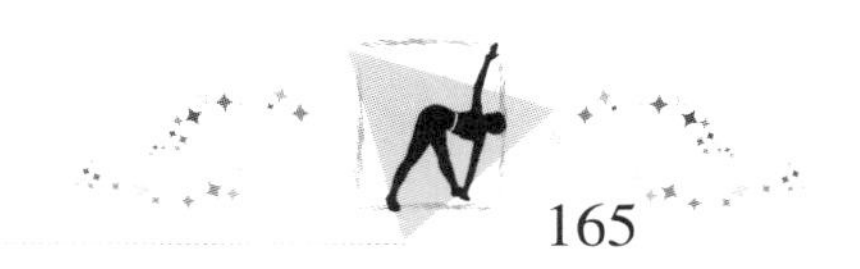

Q：盤腿盤不起來怎麼辦？

A：初期學習無法盤腿不必灰心，因為這是正常現象，絕對不要勉強，假以時日，練習到筋骨柔軟開來，彈性更好時，自然可將腿盤起來了。

Q：瑜伽的練習能減肥嗎？

A：瑜伽對減肥的效果，是最徹底且有效的，不僅可使臃腫的身材瘦下來，還能將不滿意的局部範圍雕塑得即均勻又凹凸有緻，持之以恆的練，美妙身材永跟隨您。

Q：骨頭這麼硬可以做瑜伽嗎？

A：瑜伽的練習並不需要有非常柔軟的筋骨及任何天賦，越硬的人練起來初期可能會辛苦些，但往往效果更好，越僵硬之人更需要藉由瑜伽來鍛練自己，增加身體之彈性及柔軟度。

Q：做完瑜伽頭會昏的原因？

A：初學者，常會有練瑜伽時、或練完後會有頭昏眼花現象，這是正常的現象，每個人的體質不同，練習完後也常會有各種不適現象，可多做深呼吸來緩和不舒服的現象，幾次下來這些不適即會消失，且會感受到舒暢及全身再生的感覺。

Q：瑜伽練完，為何會全身酸痛？

A：瑜伽的練習是藉由身體很徹底的前彎、後仰變化各種姿勢來達到伸展及按摩身體之效果，因此非常徹底的活動到身體的每個部位，讓身體每一寸肌膚及筋骨均運動到，對缺乏運動的人來說，練完瑜伽全身一定更酸痛，是正常現象，幾次的練習後酸痛感覺就會慢慢減輕了。

Q：瑜伽的練習會造成運動傷害？

A：其實任何運動都可能造成運動傷害，甚至不運動時平常走路，不小心可能也會扭到腳而造成傷害，因此我們更需藉由瑜伽的練習來增加身體的彈性與柔軟度，來預防任何的運動傷害，經由教師的指導，正當的方法去練瑜伽不僅不會有運動傷害問題，而且可預防運動傷害的發生。

Q：做完瑜伽多久可以喝水？

A：做完瑜伽後多久可以喝水，並不一定，視各人情況，甚至練習的過程中，感到很口渴時，也可以喝一點水，切記的是不

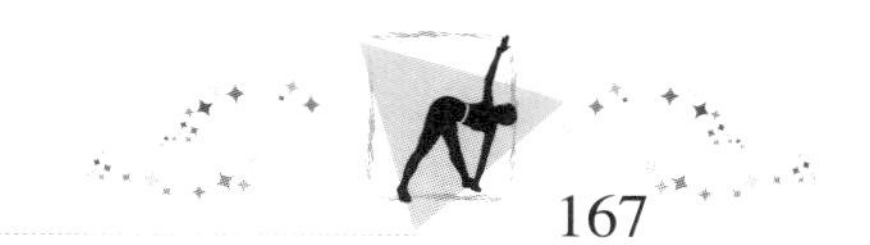

要飲用冰水及大口的灌飲，喝過多的水把胃裡撐滿了水是不適合做任何運動，更何況是徹底按摩及伸展全身之瑜伽，因此多久可以喝水，只要您感到很口渴時，可一小口、適量的喝。

Q：做瑜伽是不是要素食？

A：不一定的，當然為了要淨化身體，選擇較清淡的素食，原本就是健康之道，長期練瑜伽之人均有同感，對肉類及油膩之食物自然就排斥，那是因瑜伽動作徹底將身體的腺體刺激到，使內分泌正常，飲食也會趨向正常，不會特別偏好哪一類之食物，而對人類身體不好的過度煎炒油炸的油膩食物自然排斥，而偏向清淡的食物。若您有特殊的體質需改善，當然除了瑜伽的練習之外，將飲食改善為清淡素食或生食有機食物，相信效果一定更佳及顯著。

Q：做瑜伽會走火入魔嗎？

A：瑜伽派系很多種，要看練習哪個派系之瑜伽，有些瑜伽禁忌又多，還需有宗教信仰，那些派系流傳至今，幾近淘汰了！因不但對身心無益，反而有走火入魔的可能性，現今我們所盛行流傳的瑜伽屬哈達瑜伽，是一種既健康，無宗教信仰，人人可練

之養生術，五千多年盛傳下來，還未見過有人練到走火入魔呢！反而是練得使人們既年輕又長壽及美麗、健康呢！

Q：練瑜伽，前後多久可以吃東西？

A：僅記，做任何運動，都一樣，將肚子吃得飽飽的，做任何運動都是不舒服的，更何況是瑜伽，當練瑜伽是在空腹時進行，效果最好，但若有特殊體質之人則有不同的情況，有的體質在完全空腹時會四肢無力，手腳發抖，此人就可進食一點東西，但絕對不能吃到很飽，只要一分飽即可，不使手腳發抖無力即可進行瑜伽練習。就平均正常體質的人來說，練瑜珈前後約二小時可進食。

Q：練瑜伽要斷食嗎？

A：斷食並不是在練瑜伽的過程中一定要做的事，反而建議每個人在經過一段時間的訓練後，視個人的身體狀況及需求去嘗試斷食，給自己的腸胃一個放假休息的機會及消除身體之廢物及毒素。

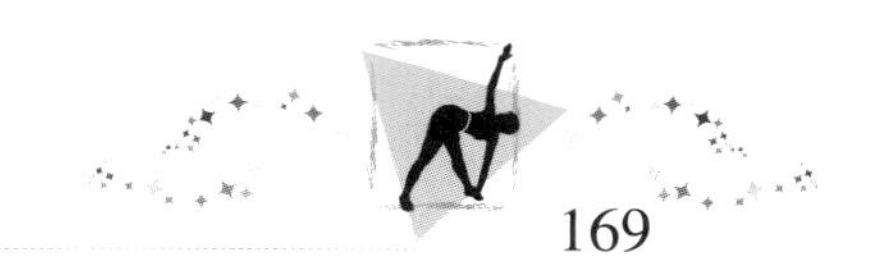

Q：身體有不適者，要練多久才有效果？

A：一般來說需視病程長短，體質情況而定，練習的次數與時間的長短，也會有一定作用，需改善不適現象與練習時間成正比，即病程時間長者，需花的時間較長，但別灰心，只要持之以恆，越動，越靈活也越接近健康的。

Q：瑜伽是婦女的健身法嗎？男性可以學嗎？

A：瑜伽的健身法並不是婦女朋友的專利，其實瑜伽是適合男女老少來練習的一種既自然又平衡的養生術，由於台灣瑜伽教師以女性為多，而誤導了瑜伽似乎是婦女們的健身法，但事實上它並沒有性別區別及年齡限制，任何人均可練習的一個最佳養生美體法。

Q：練瑜伽是不是要喝醋才會骨頭軟好練呢？

A：一般人都認為喝醋可使筋骨柔軟，其實因人而異，每個人體質不同，喝了醋未必會有筋骨柔軟的效果，但適量的醋對身體一定有益的，可適量飲用，並多練瑜伽一定可以延年益壽。

Ⅵ 附錄　人體的腺體圖

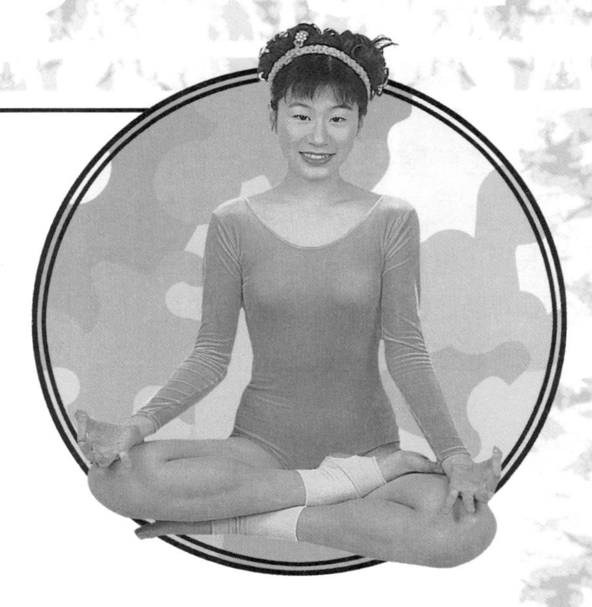

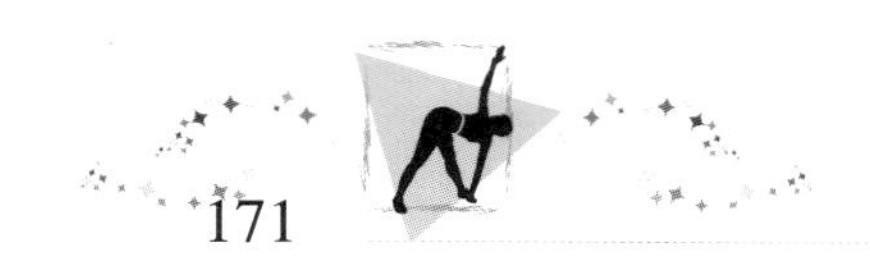

人體的腺體圖

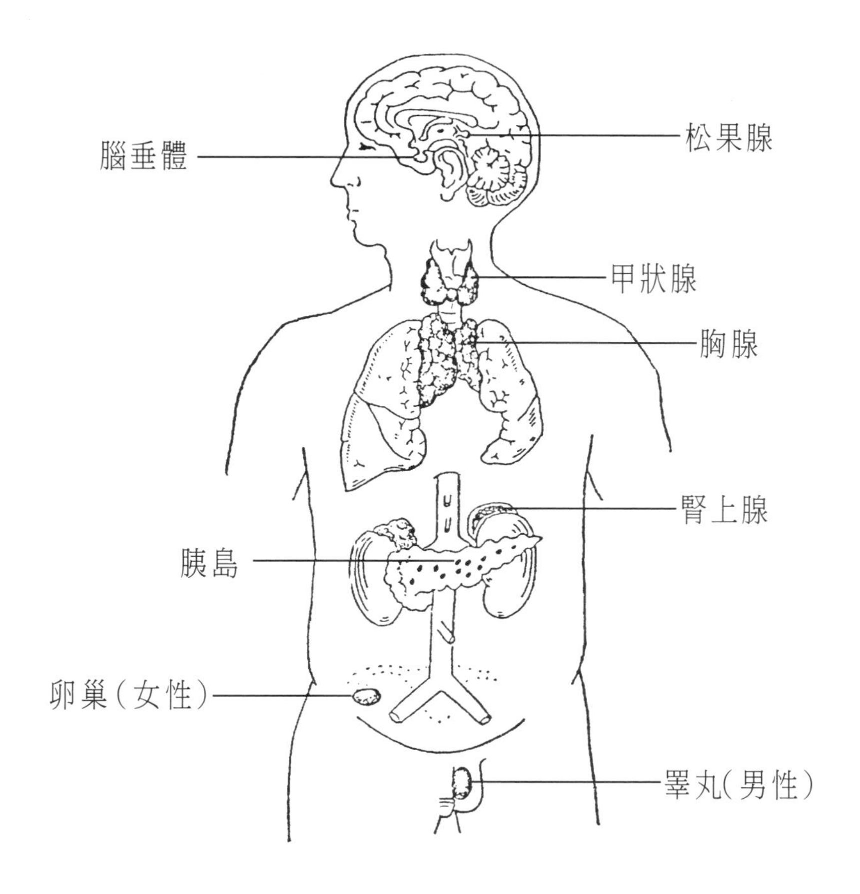

Ⅶ 瑜伽筆記

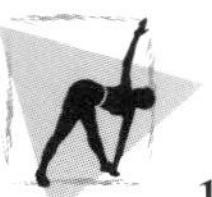

國家圖書館出版品預行編目資料

簡簡單單做瑜珈：「邱素貞瑜伽天地」的美體養生法／陳玉芬著.--初版.-- 臺北市：生智，1999[民 88]
面；公分 .--(元氣系列；7)
ISBN 957-818-049-7 (平裝)
1.瑜伽
411.7　　88011640

簡簡單單做瑜伽 ——
「邱素貞瑜伽天地」的美體養生法　　元氣系列 07

著　　者／陳玉芬
出 版 者／生智文化事業有限公司
發 行 人／林新倫
執行編輯／范維君
美術編輯／木馬企劃設計工作室
登 記 證／局版北市業字第 677 號
地　　址／台北市新生南路三段 88 號 5 樓之 6
電　　話／(02)23660309
傳　　真／(02)23660310
印　　刷／鼎易印刷事業股份有限公司
法律顧問／北辰著作權事務所　蕭雄淋律師
初版四刷／2003 年 9 月
I S B N ／957-818-049-7
定　　價／新台幣 180 元
北區總經銷／揚智文化事業股份有限公司
地　　址／台北市新生南路三段 88 號 5 樓之 6
電　　話／(02)23660309
傳　　真／(02)23660310
郵政劃撥／19735365　帳戶／葉忠賢
E - mail ／yangchih@ycrc.com.tw
網　　址／http://www.ycrc.com.tw

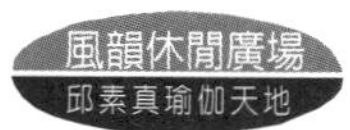

邱素真瑜伽天地・上課卡

週一至週日，晨、早、午、晚均有課（晨7：00～晚9：00）

本卡適用全省各分店，並可轉贈親友。

1.	2.
3.	4.

姓名： 編號：

有效期限： 年 月 日止

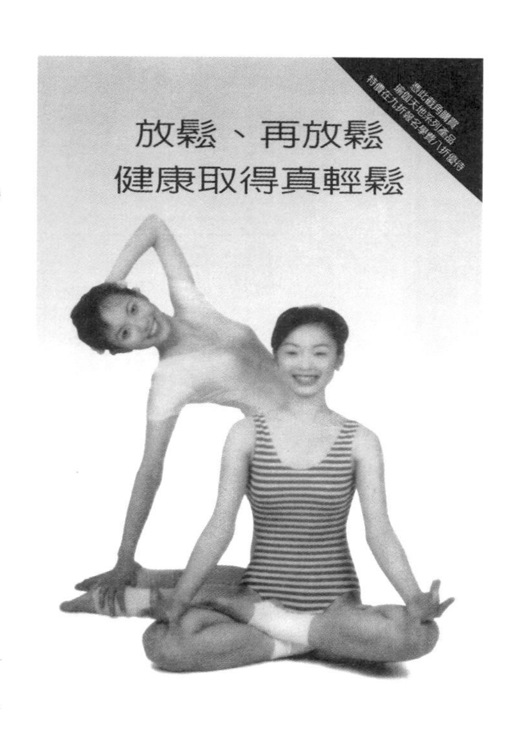

店　別	地　　　址	電　　話
八德店	台北市八德路二段441號10樓	02-27713505
台中店	台中市雙十路一段1號3樓	04-2243952
公館店	台北市羅斯福路四段162號3樓之3	02-23696026
士林店	台北市士林區中正路120號6樓	02-28321300
板橋店	板橋市中山路一段6號10樓	02-89520870

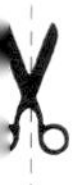